[最新图文版]

降糖
就这么
有效

主编/ 刘维鹏

编者/ 申志方　申志美　申廷贤　柴一兵

勾彦康　巩俊芳　李志国　王小勇

关芬珠　王　振　张　静

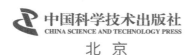

中国科学技术出版社
CHINA SCIENCE AND TECHNOLOGY PRESS
北京

图书在版编目（CIP）数据

降糖就这么有效 / 刘维鹏主编 . -- 修订本 . -- 北京：中国科学技术出版社，2017.5

ISBN 978-7-5046-7432-6

Ⅰ.①降⋯ Ⅱ.①刘⋯ Ⅲ.①糖尿病—防治 Ⅳ.① R587.1

中国版本图书馆 CIP 数据核字 (2017) 第 060858 号

策 划 编 辑	崔晓荣
责 任 编 辑	黄维佳
装 帧 设 计	李志国
责 任 校 对	龚利霞
责 任 印 制	马宇晨

出　　　　版	中国科学技术出版社
发　　　　行	科学普及出版社发行部
地　　　　址	北京市海淀区中关村南大街 16 号
邮　　　　编	100081
发 行 电 话	010-62103130
传　　　　真	010-62179148
网　　　　址	http://www.cspbooks.com.cn

开　　　　本	720mm × 1000mm　　1/16
字　　　　数	170 千字
印　　　　张	17.25
版、印　次	2017 年 5 月第 2 版第 1 次印刷
印　　　　装	北京盛通印刷股份有限公司
书　　　　号	ISBN 978-7-5046-7432-6 / R·2019
定　　　　价	39.90 元

内容提要

编者从饮食、生活起居、运动、心理、理疗和用药等方面介绍了数百种降血糖的经典方法，并对糖尿病治疗用药的常识和禁忌给读者做了普及和提醒。其特点是"简单、易懂、全面、实用"。相信在本书的帮助下，读者能够轻松摆脱糖尿病困扰，真正体会到：降糖，就这么有效！

前　言

　　糖尿病素有"沉默的杀手"之称，它是由于激素调节及神经调节因遗传因素和环境因素共同失衡或者紊乱造成的。虽然糖尿病本身不会致命，但糖尿病并发症非常危险，因此，防治糖尿病势在必行。针对这种情况，本书专家以通俗易懂、简洁明了的语言，为您详述糖尿病的基本常识，并教您通过饮食、运动、心理、理疗和用药安全降糖的方法，全面帮您摆脱糖尿病的困扰。

　　引发糖尿病的诱因非常多，但生活方式最为关键。因此，防治糖尿病应从养成良好的生活习惯开始。本书专家深入生活的各个细节，全方位帮您撤出糖尿病并发症的"后备军"。

　　饮食是治疗糖尿病的基础，所以不论糖尿病的种类、程度，都应遵循相应的饮食原则、均衡营养，从而控制病情。本书专家不仅为您阐述了糖尿病患者的饮食注意事项，还精心为您列出了生活中常见的降糖食品。

　　运动疗法是治疗糖尿病的两大方法之一，运动可以促进血液循环、增强免疫能力，但糖尿病患者选择运动时需要结合自身的实际情况，量力而行，最好进行有氧运动。因此，本书专家为您讲解了运动疗法的原则，还另外为您介绍了一些简便易行的运动方式。

　　调查显示，人在应激状态下血糖会升高，比如情绪激动、高度紧张等。除此之外，糖尿病在人们的潜意识中造成的恐惧也会影响治疗。对此，本书专家详细描述了不良情绪对糖尿病的危害，并且贴心为您撰述了调整心态、平稳情绪的方法，皆简单实用。

迄今，糖尿病仍是无法完全治愈的，但是可以预防和控制。针对糖尿病，按摩是非常不错的选择，既可以增加胰岛素的分泌，又可以改变体内微循环，而且安全、无副作用。所以，本书专家专门介绍了一些常见且疗效甚佳的按摩方法，还另外为您叙述了一些其他理疗方式，帮助您辅疗糖尿病、防治其并发症。

控制血糖，用药是许多人的首选，但是许多人并不了解糖尿病用药是有讲究的，因而效果不理想。所以，本书专家为您贴心讲述了用药需要注意的事项，并且针对不同状况的糖尿病为您推荐了常见的药物。

本书内容全面、语言通俗易懂、推荐的各种方法均实用性很强。通过本书，能让您深刻感受到：专家教的降糖方法，就是有效！

编　者

目 录

【第二章】

糖尿病患者的饮食疗法

【第三章】

让运动帮你降降糖

《第四章》

心理与糖尿病密切相关

〖第五章〗
理疗器具帮助降血糖

《第六章》

合理用药，稳固血糖

第一章

生活中的降糖小细节

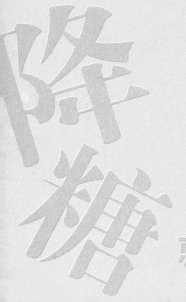

糖尿病的真正可怕之处在于它的并发症，糖尿病可能导致眼、肾、足等部位发生病变，甚至是衰竭，而且不能治愈。因此，本章为您讲解了糖尿病的必知常识、家庭测血糖方法及生活中需要注意的细节，帮助您轻松掌握病情、防治糖尿病及其并发症。

降糖

就 这 么 有 效

一、不可不知的糖尿病常识

糖尿病是一种血液中葡萄糖浓度易升高的疾病，在当今社会甚是常见。糖尿病患者不但会影响生活，还有可能因为并发症过早死亡。所以，了解糖尿病的常识非常重要。

❤ 了解糖尿病和"糖"

糖尿病是一种累及全身，需要终身治疗的疾病。许多糖尿病患者都不知道自己已经患病多年，直到出现了诸多严重的并发症才去医院检查。不懂如何自行检查糖尿病，缺乏必要的糖尿病知识，使糖尿病患者的病情不能得到及时控制，导致病情加重。

懂不懂糖尿病知识，对患者的治疗很重要。只有懂糖尿病知识的患者才能对疾病有正确地了解，能够面对现实，既不被所谓的"终身性"疾病所吓倒，也不会放任自流，任其发展。糖尿病患者应认识到对于糖尿病的治疗和控制是三分靠医生，七分靠自己。依靠自己学到的糖尿病知识，可以指导自己的饮食起居，做好自我监测，为医生调整药物治疗提供可靠的依据，进而能更好地控制病情。

相关调查显示，了解糖尿病知识的患者，因为血糖控制得好，在发病后30~50年，仍像健康人一样生活着。而把自己的疾病交给医生，出院后就不治疗的患者，在短短几年内就可能出现种种严重的并发症，甚至导致死亡。因此，学习必要的糖尿病知识，对糖尿病患者是十分重要的。

一般人所理解的"糖"指的是食糖或白糖，统称为蔗糖。而糖尿病检测中的血糖或尿糖里的"糖"指的则是葡萄糖。碳水化合物也可称之为"糖类"，因为碳水化合物中含淀粉等多糖成分，也含葡萄糖、蔗糖等单双糖成分。

像葡萄糖、蔗糖等单双糖，并不适合糖尿病患者食用。只有糖尿病患者出现了低血糖症状时，才可以适当吃一些含糖的食物，补充体内血糖。糖尿病患者并不是完全不能进食糖类，但是应适量且宜选择食用白糖。在食用糖类之后，糖尿病患者应相应地减少主食的摄入量，使热量达到平衡、血糖保持在较为平稳的水平。

❤ 什么是高血糖

当血糖值高过人体正常水平时就会形成高血糖症，它可能是在几个小时或几天内形成。短时间、一次性的高血糖对人体伤害不大。糖尿病患者应将暂时的高血糖现象和糖尿病临床症状区别开来，正确看待高血糖现象。

患肝脏疾病时，肝糖原储备减少，会出现高血糖现象；应激状态下的脑血管意外、烧伤、心肌梗死、剧烈疼痛等也有可能引起高血糖，此时胰岛素拮抗激素、促肾上腺皮质激素、肾上腺髓质激素、生长激素等分泌增加，胰岛素分泌相对不足，就会使血糖升高；当人感觉到饥饿或患有慢性疾病时，体力会下降，引起糖耐量减低，使血糖升高；糖皮质激素、噻嗪类利尿药、速尿、女性口服避孕药、烟酸、阿司匹林、消炎痛等药物，也可引发一次性的血糖升高；一些内分泌性疾病如肢端肥大症、皮质醇增多症、甲状腺功能亢进症等，可引发继发性糖尿病；胰腺疾病，如胰腺炎、胰腺癌、血友病、胰腺外伤等，可成为血糖升高的发病源。

"三多一少"症状加重、减轻或者缓解，是判断糖尿病治疗效果的指标之一。糖尿病患者应时刻注意自身症状的变化，一次血糖升高并不意味着病情加重。糖尿病患者突然食用过量主食、停止体育锻炼或进行过于激烈的肌肉运动后，都有可能出现血糖升高的现象。此时只要恢复平时的饭量及运动量，血糖自然就会降下来。

一些感染及创伤也有可能使血糖应激性升高，在应激性因素消除后，血糖也会随之恢复正常水平。有时糖尿病患者若服用降糖药物不当及频繁的低血糖也可影响血糖水平，造成血糖突然升高，令患者误以为是病情加重。

进行胰岛素治疗的糖尿病患者，如果突然改变了注射部位，因不同的部位对胰岛素吸收不同也可致血糖升高。总之，糖尿病患者如果出现血糖突然升高的情况，应先考虑以上因素，再判断是否由病情加重而引起的血糖升高。

❤ 尿糖试纸如何用

尿糖试纸是糖尿病患者用来检测自己尿糖情况的专用试纸。它主要是将葡萄糖在葡萄糖氧化酶的作用下，以及过氧化氢在过氧化氢酶的催化下而产生的无色化合物固定在试纸上，而形成的酶试纸。

　　尿糖试纸的使用方法很简单，将试纸浸入尿液中，约2秒钟后取出；搁置30秒左右观察试纸带上的颜色，与对比板上的颜色进行对比，取得结果。

　　测试结果分阳性和阴性。若试纸的颜色为蓝色，说明尿中无糖，代表阴性；若试纸的颜色为棕红色，说明尿中含糖量较高，代表阳性。颜色越深，说明含糖量越高。

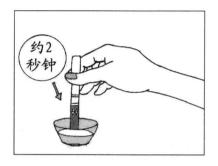
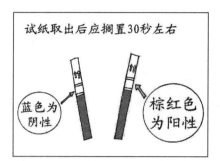

♥ 尿糖和血糖

　　尿糖监测是糖尿病治疗达标的重要指标之一，即使在日常生活中，糖尿病患者也应随时自我监测尿糖，及时了解病情变化，辅助医生治疗。

　　在自我监测尿糖时，糖尿病患者一定要准备留取尿标本，尤其是四次尿和四段尿的留取。在用班氏法化验尿糖时，患者应注意假阳性问题。如果在监测尿糖时服用了维生素C、水合氯醛、对氨基水杨酸、异烟肼、磺胺、四环素、乌洛托品、吗啡等药品时，化验结果就有可能出现假阳性。

　　需要了解的是，即使监测结果尿糖为阴性，也不能排除糖尿病的可能。如肾糖阈升高，正常的肾糖阈值是8.9～10.0毫摩／升，血糖不超过10.0毫摩／升时，尿糖为阴性；肾病患者或老年肾小管功能低下者若患糖尿病时，尿糖也有可能是阴性；糖尿病发现较早，血糖未达到10.0毫摩／升时，尿糖也是阴性；当化验试剂过期或操作失误时，尿糖可能会出现假阴性。

现在糖尿病患者越来越多，如果他们掌握正确的检测血糖方法将有助于改善自身的病情。

在检测血糖前，糖尿病患者不宜停药，这样检测出来的结果才能准确地反映出病情，方便医生诊断与治疗。血糖的检测时间不应随意而定，糖尿病患者应严格按照医生规定的时间对血糖进行密切监测。若需要检测餐后血糖，糖尿病患者应按照平时的饮食习惯进食，以免检测结果出现偏差。有些患者会忽略餐后血糖的重要性，其实，很多初期的糖尿病患者，他们的血糖只会在餐后升高，因此，只有检测餐后血糖，才能真正了解到自己病情的发展。

另外，在进行血糖检测时，应避免剧烈的运动。一直接受胰岛素治疗的糖尿病患者，应进行各个阶段的血糖检测，待血糖平稳后，才可慢慢调整检测时间的间隔。

❤ 糖尿病也会出现低血糖

当一个人的血糖水平低于4.0毫摩/升时，就会出现低血糖症状，表现为发抖、头晕、饥饿、心跳加速、疲倦或虚弱。如果治疗不当或血糖继续降低，可导致患者神经错乱、言语模糊、打瞌睡甚至昏厥。

糖尿病的主要症状是血糖偏高，但有时也会出现低血糖症状。尤其是在使用胰岛素或口服降糖药治疗过程中，糖尿病患者很容易出现低血糖症状。严重者可造成脑组织损伤，昏迷不醒，甚至危及生命。

症状轻、意识清楚的低血糖患者应立即食用白糖25～50克，如血糖仍偏低可再吃含糖食物以缓解病情。重症有精神症状及意识不清者应立即检测血糖并静脉注射50%的葡萄糖60～100毫升，个别患者需注射100毫升以上。患者清醒后应尽量补充一些含糖食物，以防再出现低血糖症状。

♥ 如何正确测量体温

糖尿病患者在检测血糖的同时，还应随时掌握自己的体温，这样就会经常用到体温表。一般来讲，可将体温表放在口腔、腋窝及肛门中测量体温。人体腋下的正常体温是36.0～37.2℃，口温比腋温高0.5℃，而肛温又比口温高0.3~0.5℃。

糖尿病患者应学会正确使用体温表，这样才能测量到较为准确的体温值，便于掌控糖尿病患者病情。在使用体温表之前，应先将体温表的水银柱甩到35.5℃以下，然后根据不同患者、不同情况放置在不同的部位进行测量。

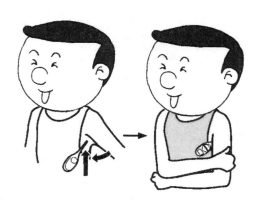

7岁以上能够合作的儿童和成人可使用口表测量体温，口表测量体温所用时间为3分钟，但此法很容易受冷热食物的影

响而出现误差，所以最好在用餐30分钟以后测试。肛表适用于7岁以下小儿、有口腔疾病或精神病的患者、昏迷患者等，只需3分钟，也较准确。但使用肛表时需注意，需在水银表上涂抹润滑剂，如石蜡油、凡士林软膏等，然后再插入肛门2.5～3.0厘米处。腋表是较为常见的体温测量方式，测试的时间为5～10分钟。测量时应将水银头放在腋窝中，使腋表贴紧皮肤，屈肘，可手扶对侧肩部以夹紧腋窝。

❤ 糖尿病患者离不开"五宝"

在生活中，有五件宝贝是糖尿病患者无论如何也离不了的。到底都是哪五件宝贝呢？咱们一起来看一看。

第一件宝贝——血糖仪。糖尿病患者应在家中自备血糖仪，这样可以随时监测血糖水平，掌握病情发展情况。很多糖尿病患者会出现一些异常情况，此时若用血糖仪测定血糖，便能了解是否因血糖波动而引起的异常状况。

第二件宝贝——食品秤。糖尿病患者应严格控制饮食，不吃含糖量高的食物并控制食量，以免热量摄入过量使血糖升高。

第三件宝贝——血压计。糖尿病患者有时会并发高血压症，尤其是老年糖尿病患者经常会出现高血糖、高血脂、高血压"三高"症状。因此，血压计也是糖尿病患者生活中必不可少的宝贝。

第四件宝贝——电子体重秤。电子体重秤对因肥胖而引起的糖尿病患者十分有用，患者可随时监测自己的体重，掌握身体的最新情况。

第五件宝贝——家庭药箱。糖尿病患者应准备一个家庭药箱，将常用医疗用品放在里面，方便找寻，像体温计、常用降糖药、血糖试纸等，都可以装进家庭药箱中，以免急用时还要四处翻找。

❤ 什么是无症状糖尿病

有一部分糖尿病患者较为特殊，被称为"无症状糖尿病患者"，多见于中老年糖尿病患者。他们往往在开始时没有任何症状，直到出现糖尿病并发症时才查出患有糖尿病。

一般来说，这类患者只有在血糖水平高于15毫摩/升并持续较长时间后，临床上才会出现明显的"三多一少"症状。他们所检测出的日常血糖值也比其他糖尿病患者低得多，若不是血糖低到一定水平，继而出现"三多一少"症状，他们患糖尿病的事实还将被"隐藏"下去。因此，人们在日常生活中应对无症状的糖尿病提高警惕。

❤ 四次尿和四段尿

尿液检查是血糖检测的最简单方法。尿液检查无痛、快速、方便，患者自行检测。虽然尿糖不一定能如实地反映血糖的水平，但在大多数情况下，尿糖和血糖还是能保持一致的。因此，尿糖检测不失为一种糖尿病病情监测的好方法。

"四次尿"是尿液检查中比较简单的一种方法。所谓"四次尿"，通常是指早、午、晚餐前及睡前留取的尿液，分别反映这4个时间点的尿糖水平，间接地反映患者的血糖水平。

在留取四次尿时，糖尿病患者应提前半小时排一次尿，将之前的尿液排出体外，到点的再取一次尿。这样各个时间点的尿才不会混合在一起，才能更加准确地显示出尿糖水平。但是这种检测法测定的结果也会出现偏差，例如肾脏排糖阈值偏高时，患者的血糖会很高，但测定结果尿糖却是阴性的。

四段尿是尿液检测血糖的一种方法，是指收集早饭后至午饭前（第一段），午饭后至晚饭前（第二段），晚饭后至晚间睡前（第三段）及晚间睡后至第二天早饭前（第四段）的尿，并对其进行尿糖检测。

留取四段尿的每段时间结束时，一定要排一次尿，以作为这段尿的结束和下段尿的开始。段尿尿糖测定可以更加完整地反映不同时段尿中糖的排泄量，比次尿尿糖测定更加敏感，更容易了解病情。

糖尿病患者在血糖控制初期，最好先测四次尿，再测四段尿。一般情况下，四次尿呈现阳性时，四段尿也多半是阳性。如果四次尿转阴后，糖尿病患者想了解全天的血糖控制水平时，便可改测四段尿对血糖进行监测。

❤ 经期血糖也会发生变化

女性糖尿病患者在月经期饮食习惯和体内激素都会发生变化，故月经期前后其血糖水平也会有较大的变化。

有些女性糖尿病患者在月经期前后饭量会突然增加，这样就使得热量的摄入增加，血糖会有所升高。女性糖尿病患者在月经前，雌激素会升高并增加机体对胰岛素的需求量，从而使血糖水平出现变化。但这种变化并不是杂乱无章，而是有规律的，只要找到这种规律并经常检测血糖，及时调整胰岛素的用量，便可以轻松度过月经期。

值得一提的是，越年轻的女性糖尿病患者，月经前后的血糖水平变化越大。因此即使其病情较轻，也应在特殊时期多加注意自己的血糖变化。

❤ 妊娠糖尿病的高危人群有哪些

妊娠糖尿病与孕妇的生理反应有很大关系，怀孕女性应及时去医院接受健康教育及各项检查，减少妊娠糖尿病的发病概率。那么，到底哪些人是妊娠糖尿病的高危人群呢？

有糖尿病家族病史者。如果孕妇所在的家族中有糖尿病患者，那么她就应经常监测自己的血糖。糖尿病具有遗传性，家族中有遗传基因，就有可能患上糖尿病。孕妇在检测血糖时，若发现异常，应立即进行详细地检查。

体形丰满、肥胖者。孕妇在怀孕前体型较胖或孕期体重增长过快，就要预防妊娠糖尿病的发生。

孕妇年龄过大者。一般来说，28岁是怀孕的最佳时间，超过35岁便属于高龄产妇，很容易患妊娠糖尿病，且引发并发症的概率也会增大。

妊娠糖尿病不仅对孕妇身体造成伤害，还会影响胎儿的正常发育。若妊娠糖尿病患者血糖控制不理想，常会出现早产、流产、胎儿畸形等情况；若患者血糖控制良好，则会平安生产；若患者发生以下情况，则应立即终止妊娠。

糖尿病患者经治疗后病情仍继续发展，病情恶化者；出现高血糖酮症酸中毒者；发生低血糖反应，且长时间昏迷不醒者；胎儿宫内发育停滞、畸形者；营养不良，并发生恶性神经病变者；并发重症妊娠高血压综合征者；羊水过多及肝肾功能严重受损者。

♥ 糖尿病患者每周看一次医生最好

糖尿病患者复诊的频率应根据自身的具体情况来定，如糖尿病病史的长短、是否存在糖尿病并发症、并发症是否严重等，都是影响糖尿病患者多久看一次医生的因素。

一般来讲，在进行血糖控制时，糖尿病患者可两周去看一次医生，最好是每周去一次；当血糖慢慢得到控制，排除严重并发症的可能性后，糖尿病患者应1~3个月去看一次医生；患者病情控制得十分理想，也应每半年去看一次医生，对眼睛和肾脏进行必要的检查，若有并发症发生便能及时地检测出来。

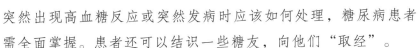

此外，在不去看医生的日子里，糖尿病患者应学会处理突发事件，如突然出现高血糖反应或突然发病时应该如何处理，糖尿病患者需全面掌握。患者还可以结识一些糖友，向他们"取经"。

♥ 什么是晨僵现象

晨僵是类风湿患者会出现的一种症状，即患者晨起或活动停止一段时间后受累关节出现僵硬感且活动受限，严重者会引发全身关节僵硬感。出现晨僵的主要原因是睡眠或活动减少时，受累关节周围组织渗液或充血水肿，引起关节肿痛或僵硬不适。当患者起床或开始活动后，随着肌肉的收缩，晨僵现象也会随之缓解。

有些糖尿病患者会出现手部晨僵现象，这是因为长时间的高血糖使手指关节周围组织的运动灵活性降低，导致手指僵硬，但血糖控制较好的糖尿病患者很少出现晨僵现象。目前市面上并没有治疗晨僵现象的特效药，所以说，尽可能把血糖控制在正常范围内是糖尿病患者远离晨僵的最好办法。

❤ 什么是糖尿病微血管病变

糖尿病微血管病变是指糖尿病患者微动脉、毛细血管及微静脉发生病变，可使微血管基底膜增厚，微循环发生异常，导致各种并发症。糖尿病患者一旦发生微血管病变，轻则瘫痪，重则死亡。

糖尿病微血管病变的范围十分广泛，从肾小球到眼底，从神经系统到心肌、肌肉等的微血管，都有可能发生病变，而引发肾脏病变、眼底病变及神经病变等。当糖尿病患者发生微血管病变后，会出现毛细血管基底膜增厚、微血管内皮细胞增生、微血管扭曲、畸形等症状，还可导致微血管瘤的形成，威胁患者生命。

糖尿病早期，若患者血糖得不到有效控制，则可出现微血管改变，血糖得到控制后，症状又会自然消失。若病情长期无法控制，则会引起不可逆的病变，造成微血管病变。因此，控制血糖是预防糖尿病微血管病变的主要方法之一。

❤ 瘦人也会得糖尿病

很多人对糖尿病的认识有误区，认为糖尿病是胖人的专利，跟瘦人无关。其实不然，虽然肥胖是引发糖尿病的一大诱因，但瘦人也有可能患上糖尿病。

糖尿病的发病主因是体内胰岛细胞功能出现缺陷，导致胰岛素分泌不足，血糖升高。糖尿病患者的典型症状是"三多一少"，即吃饭多、喝水多、排尿多，体重却越来越轻。这些症状都是因为患者体内的胰岛素分泌不足，不能储存能量所致。当瘦人出现吃得越来越多，体重却一直下降情况时，就有可能是糖尿病找上门了。总之，无论胖瘦，都有可能患糖尿病。

❤ 日常生活应防糖尿病肾病

糖尿病患者若血糖控制不稳定，很容易引发各种急、慢性并发症，糖尿病肾病便是其中之一。尤其对于伴有高血压症状的糖尿病患者来说，长期高血糖能加重肾脏的负担，久而久之，便会引发糖尿病肾病。糖尿病肾病能严重损害人体肾脏功能，因此，预防糖尿病肾病迫在眉睫。

糖尿病患者预防糖尿病肾病的发生，应该从控制血压做起。日常生活中，糖尿病患者要严格控制饮食，以免因不良的饮食习惯而加重肾脏的负担。糖尿病患者可以进行早期干预性治疗，增加胰岛素的敏感性，减少尿蛋白的滤出，起到保护肾脏的作用。对于那些不利于肾脏功能的药物，糖尿病患者应禁服，以免损伤肾脏功能，使病情加重。

❤ 糖尿病患者应防骨质疏松症

当糖尿病患者有明显骨痛且肌肉无力时，很有可能患上了糖尿病骨质疏松症。这时就会出现尿糖与尿钙升高，血糖与碱性磷酸酶数值升高的状况。

糖尿病骨质疏松与老年性骨质疏松并不一样，前者是由患者代谢紊乱引起的，而后者则是因为成骨细胞活性降低，导致骨生成减少。在治疗上，糖尿病骨质疏松患者应先治疗糖尿病，控制好血糖后再服用一些可改善骨质疏松的药物。当血糖得到控制时，骨质疏松也会随之得到改善。因此，预防和治疗糖尿病骨质疏松的前提都是控制好血糖水平。

❤ 糖尿病患者小心脂肪肝

研究发现，糖尿病患者患脂肪肝的概率明显高于普通人群。糖尿病和脂肪肝都属于因代谢紊乱而引发的疾病，致病机制大致相同。因此，很多人在患上糖尿病后，又会发现患上了脂肪肝。

对于这种情况，其实是可以避免的。在发生脂肪肝之前，糖尿病患者应戒烟戒酒并且严格控制饮食，每天摄取充足蛋白质的同时应少吃含糖高的食物，还应避免吃刺激性食物。

运动对于糖尿病患者来说，也很重要。每天坚持体育锻炼，是预防脂肪肝的重要措施。适度的运动可消耗脂肪，起到减肥的效果，避免脂肪肝的发生。糖尿病患者还应遵医嘱合理用药，禁服对肝脏有害的药物。

❤ 睡觉时突然脚痛是怎么回事

　　许多糖尿病患者会有这样的经历，夜晚睡得正香的时候，突然脚部一阵疼痛，惊醒后就很难再入睡了。这一现象可以用医学术语"疼痛性神经病变"来解释，但其发病的具体机制目光仍缺乏更加直接且明确的解释。

　　疼痛性神经病变常表现为脚和腿部突然出现针刺感、麻木感或火烧感，尤其是深夜，当糖尿病患者熟睡之时，最容易发生这种现象。男性糖尿病患者多发这种神经病变，尤其是有吸烟史、糖尿病病史较长、血糖失控的患者更是多见。

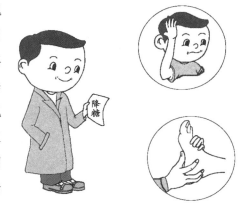

　　糖尿病患者一旦出现疼痛性神经病变就会很难治愈，所以最好的办法就是通过控制血糖来对其进行预防。如果患者已经出现疼痛性神经病变，可通过一些措施缓解部分疼痛，如服用一些抗抑郁药物、用外敷药膏在脚上擦拭等。

❤ 糖尿病足的分级

　　糖尿病足是糖尿病最常见的并发症之一，治疗不及时便只能截肢，严重影响糖尿病患者的身心健康。按照糖尿病足的溃疡程度和病情，可将其分为6级。

糖尿病患者足部无任何创伤，下肢却已经出现神经病变或血管病变时，被定为0级。这类患者应学会在日常生活中保养自己的双脚，并定期进行检查，预防溃疡的发生。

糖尿病患者足部有表浅性溃疡发生时，视为1级。这类患者的溃疡只是皮下溃疡，还未深达筋膜，只要积极配合治疗，一般都能痊愈。

糖尿病患者足部出现溃疡，溃疡只到筋膜却未伤害深部肌肉时，视为2级。这类患者只要积极治疗，病情逐渐缓解后便可不受截肢之苦。

糖尿病患者足部病变已经深至肌肉，甚至伤到了骨骼，视为3级。这类患者必须要使用抗生素进行长时间治疗，部分患者可避免截肢。

糖尿病患者足部出现坏疽，视为4级。这类患者需截肢治疗，但截肢后还能保留部分足功能。

糖尿病患者出现全足坏疽，视为5级。这类患者必须进行截肢治疗，且足功能一般无法保留。

♥ 手脚溃烂，糖尿病惹得祸

有些人会经常莫名其妙地出现手脚溃烂现象，去皮肤科检查、治疗，却怎么也治不好。其实，这可能是糖尿病惹得祸。

糖尿病也可并发手脚溃烂的症状，主要是因周围神经病变或血管病变及不良的卫生习惯引起的，糖尿病足也属其中之一。若不能及时治疗，还有可能发生下肢溃疡、坏疽等严重后果，甚至需要截肢治疗。

很多时候，人们认为手脚起泡、掉皮只是一般的皮肤病，便自行用药，结果越治越严重，甚至导致手脚表面皮肤溃烂、流脓。此时如果去医院检查，皮肤科的医生也不一定能诊断出真正的病因，只会开些皮肤类药品。可药吃了，往往一点效果也没有，反而会引起不良反应，使病情加重。

❤ 生活中如何护足

糖尿病足是糖尿病较常见也较严重的并发症之一，为了防止足部发生病变，糖尿病患者一定要保持双足的干燥。每次洗完脚后最好能擦上一些护肤保养品，以防足部皮肤开裂。如果患者脚部皮肤已经变得干燥或者开裂，应每日涂搽2次，逐渐改善足部皮肤的状况。

如果患者足部趾缝出现汗多或发红的情况，可以用一些含有甲醇的洗剂来涂抹足缝。如果涂抹几天仍不见效，患者应及时去医院进行检查，以免引发足癣。

在修剪脚趾甲的时候，糖尿病患者不宜将其剪得过短并需横向剪直，可用小锉子将剪好的趾甲边缘锉圆。如果患者发现趾甲异常，应尽快去医院就诊。

❤ 老年糖尿病患者是脑梗死高发人群

糖尿病患者机体功能衰退，很容易引发各种并发症，严重者甚至危及生命。对于老年糖尿病患者来说，应重点防范的并发症便是脑梗死。脑梗死是动脉阻塞后出现的相应部位脑组织的损坏，经常会伴有出血症状。

老年糖尿病患者，预防脑梗死就要严格控制血糖值。长期高血糖会使血黏度升高，增加动脉阻塞的危险性。糖尿病患者还应积极控制饮食，并在医生的指导下服用降糖药，坚持体育锻炼，以达到预防脑梗死的目的。

伴有高血压、高血脂等并发症的老年糖尿病患者，发生脑梗死的概率更大。这些患者应及时降低血压，长期坚持抗栓治疗，以防形成血栓发生脑梗死；患者一定要养成良好的生活习惯，平时多吃含纤维素的食物，以维持血压血脂的水平，并适量运动增强心血管功能；注意保暖也是预防脑梗死的有力措施，寒冷可增加老年糖尿病患者并发脑梗死的概率，若天气寒冷的时候外出，患者应做好保暖工作，以防发生意外；老年糖尿病患者要时刻注意自己的身体状况，如果突然感到头痛无力，应及时就医检查，以免延误病情。

❤ 糖尿病患者应避免创伤性检查

糖尿病患者应避免皮肤损伤，尽量少做创伤性检查，以减少不必要的病痛。

如果糖尿病患者必须进行创伤性检查，应积极与医生配合，选择创伤性较小的检查方式，争取将风险降至最低。在进行创伤性检查前，糖尿病患者应控制自己的血糖水平。若血糖控制不佳，则不宜进行创伤性检查。在检查中，创伤性小的，可口服降糖药控制血糖；如果需要进行创伤性较大的检查，必要时应使用胰岛素以控制血糖水平。

糖尿病患者进行创伤性检查后应多休息，还要注意创面感染及愈合的问题。患者不宜过度疲劳，以免造成抵抗力下降，引发感冒等病症。

❤ 糖尿病患者应随身携带保健卡

糖尿病患者需随身携带自我保健卡，上面应写明自己的姓名、家庭住址及联系电话，还应注明亲人的工作单位、联系方式及经常就诊的医院及医生的联系方式等。除了这些信息外，糖尿病患者还应在保健卡上将自己的病情及治疗情况详细地写下来，如使用什么药物、药物剂量、使用时间等。

一般情况下，自我保健卡是由患者就诊的医院统一制作，如果患者对医院制作的保健卡不满意，也可以自己制作，写上前面提到的内容就行。保健卡宜放在容易发现和取出的地方，如上衣口袋等，以备不时之需。若患者突然发病，旁人便可以依据保健卡上的内容对其进行适当的救治。

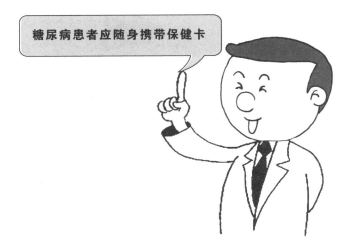

糖尿病患者应随身携带保健卡

二、细节，也能决定血糖变化

常言细节决定成败，生活细节还会决定您是否会患上糖尿病，但是细节依旧很难引起人们的重视。对此，本节为您全面阐述生活中可能诱发或者加重糖尿病的细节，帮您做好防治工作。

❤ 睡眠不当易患糖尿病

长期睡眠质量差，会使人体的皮质醇和肾上腺素变得活跃，直接影响人体糖分的吸收和利用，增加患糖尿病的概率。

在对糖尿病患者的一项调查中发现，睡眠质量不好的患者要比睡眠良好的患者高出几倍，而这些睡眠不好的患者中，还有一部分是因为睡眠不足而导致的糖尿病。长期睡眠不足的人能激活机体应激系统并影响糖类的代谢，从而容易引发糖尿病。

因此，睡眠充足很重要。不仅是糖尿病患者应保持良好的睡眠质量，健康人群也应对此严格把关。

另外，研究发现，如果一个人习惯下午小睡一会儿，患糖尿病的可能性则会大大增加。若一个人每周至少小睡一次，患糖尿病的可能性则会比不睡的人增加1/4左右。

喜欢下午小睡的人运动时间会大大减少，这使他们的体重会一直增加，最终导致肥胖，增加了患糖尿病的概率。即使不考虑肥胖因素，糖尿病也爱找上有小睡习惯的人。因为下午小睡会扰乱人们晚上的正常休息，很容易导致失眠或入睡太晚，睡眠时间也会随之减少，患糖尿病的可能性就会增加。

下午小睡之所以能引发糖尿病，主要是因为小睡醒来时会激活人体的一些工作机制，抑制胰岛素的产生和工作，使血糖暂时失控，长时间的血糖反复就会引发糖尿病。

❤ 打鼾是健康的大敌

很多人都有过打鼾的经历，并不认为打鼾对人体有什么伤害，甚至还觉得打鼾是睡得香的表现。而事实上，打鼾是人体健康的大敌，被称为睡眠呼吸暂停综合征。它可使呼吸反复暂停，很容易造成大脑、血液缺氧，形成低血氧症，从而诱发高血压、心肌梗死及心绞痛。

研究发现，高血压、糖尿病及心血管疾病的患者更易发生打鼾现象，尤其以酗酒者和肥胖者居多。如果糖尿病患者经常打鼾，就会影响到血糖水平，很容易引起血糖波动，并增加患心血管疾病的可能性。严重者会引起窒息，甚至导致死亡。

此外，如果糖尿病患者长期服用镇定剂类药物，就会增加打鼾的可能性，可引起机体缺氧，最终导致患者浑身无力、记忆力下降。

❤ 看电视是儿童糖尿病的祸首

看电视也能看出糖尿病？感觉像是天方夜谭，但这却是事实。研究发现，如果儿童每天看电视的时间超过2个小时，身体就会变得越来越胖，患糖尿病的概率也会大大增加。

肥胖是导致糖尿病发生的重要因素之一，很多人都知道这一点，但他们却不知道，看电视很有可能是儿童患糖尿病的罪魁祸首。人们在看电视的时候一般都会保持坐姿，且长时间不变。还有很多人喜欢躺着看电视，经常如此就会使大量的脂肪堆积在体内，无法消耗便会引起肥胖。尤其是儿童，他们对很多电视节目都感兴趣，经常是一坐在电视前面便不再移动，本该玩耍、运动的时间，也都花费在看电视上，从而使糖尿病有机可乘。

除了看电视外，将过多的时间和精力放在电脑上，也成了儿童患糖尿病的另一大隐患。电脑比电视更加吸引儿童的注意力，而且学校也比较注重儿童的电脑学习。很多学校还开办了网络教学实验班，使儿童花费在电脑上的时间越来越多。久坐不动便会引起肥胖，而肥胖则有可能引发糖尿病。若这些情况得不到改变，日后将会有越来越多的儿童患上糖尿病。

❤ 糖尿病患者洗澡水温不宜过高

糖尿病患者在洗澡时水温不宜太高，一般在30～40℃比较适宜。尤其是伴有肢端神经病变的患者，有时会出现感觉障碍和感觉异常，更应避免水温过高以防后知后觉引起烫伤。

中老年糖尿病患者在洗澡时应注意体内水分和油脂的平衡，洗澡前最好喝一杯水，不仅有利于新陈代谢，还能避免人体脱水。洗澡过程中应注意保暖，避免受寒、吹风。沐浴完应立即擦干皮肤，以防感冒。值得一提的是，糖尿病患者在饭前饭后30分钟内都不宜沐浴，饭前空腹洗澡，容易发生低血糖休克，出现虚脱晕倒等症状；饭后沐浴会降低胃酸分泌，影响食物的消化和吸收。

糖尿病患者也可进行药浴，大多采用四肢浴或坐浴的方式。四肢浴根据症状和部位不同来决定药液的多少，洗浴方法可以分为浸泡、淋洗或半身沐浴；坐浴可使药物较长时间作用于机体。糖尿病患者可根据自身情况，选择适宜的药浴方式。

❤ 预防眼部并发症应常洗脸

许多糖尿病患者在长期伴有高血糖、高血压等症状的情况下，很容易引起各种并发症。如果眼部压力过大，则会致眼底病变、白内障等疾病。

糖尿病并发眼部疾病在发病初期症状不明显，很多患者会忽略它的存在，而延误最佳的治疗时机。当眼部疾病病情发展时，会出现眼前有小球状物体漂浮、看东西带有闪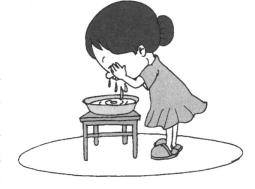光感、模糊不清、视力减退等症状，是糖尿病视网膜病变的主要临床表现。患者如有异常的代谢产物大量蓄积在晶状体内，便会引发视网膜病变，轻则会使视力减退，重则会导致失明。

其实，有一个很好的方法可以有效预防和改善眼部疾病，那就是洗脸。洗脸就能洗出眼部健康吗？乍听起来似乎感觉不可思议，但事实的确如此。洗脸的时候将手上的污垢用肥皂清洗干净，就可以避免手上的细菌传染到眼部，减少眼部受感染的概率。而且，在洗手洗脸的时候一定要使用流动水。如果眼部已经发生异常，可用温开水清洗面部及眼部。温开水应是开水自然冷却的，而不能直接用开水兑冷水。

❤ 什么是视网膜病变

在糖尿病并发症中，视网膜病变也是最常见的。糖尿病视网膜病变属于微血管并发症，患糖尿病多年的患者最容易发生视网膜病变。

糖尿病视网膜病变可分为非增殖性和增殖性视网膜病变两个阶段。非增殖性视网膜病变属于早期阶段，主要表现为眼底视网膜出现微血管瘤，常有出血和渗血现象发生。发病时，眼底渗出的血液会挡在视网膜黄斑前方，导致视物不清。待眼底出血被吸收后，症状可逐渐改善。

如果早期阶段，视网膜病变没有得到良好的治疗，那么患者眼底出血的症状将会越来越严重。长时间缺血、缺氧会使患者的视网膜上长出新的毛细血管，这时非增殖性视网膜病变便进入了增殖性视网膜病变阶段，很容易发生视网膜剥离，导致失明。

因此，糖尿病患者在积极控制血糖的同时，还应注意眼底的检查。定期做眼底检查，可预防视网膜病变，做到早发现、早治疗，以免患者因延误治疗而导致失明。

❤ 糖尿病患者应防便秘

当食物经过胃肠道消化吸收后，残渣及废物从肛门畅快地排出，这是胃肠道功能良好的表现。有些人排便的次数、时间和粪便的性状基本固定，这就是所谓的排便习惯。糖尿病患者应养成良好的排便习惯，以防发生便秘现象。

若要养成良好的排便习惯，糖尿病患者应多吃富含膳食纤维的食物，少吃辛辣食品，不饮烈性酒。患者还应养成每天定时大便的习惯，可有意识地安排在清晨起床后或饭后，逐渐形成规律。在排便时不要用力过猛，更不要一边排便一边看书报或吸烟，以免引发便秘。

同时，糖尿病患者还应注意肛门清洁、干燥，最好能在便后用温水清洗，必要时还可用温水或稀释后的高锰酸钾溶液进行坐浴。

❤ 糖尿病患者应少染发

有些中老年糖尿病患者，为了保住自己的"颜面"，使自己看起来更年轻、更健康而选择焗油、染发。殊不知，常用的染发剂有可能引起一些患者的过敏反应。其症状是头皮发痒、伴有红色丘疹或水疱，抓破后可溃烂、结痂，严重者可波及面部和颈部。

染发剂类化学物质对糖尿病患者的危害很大，不仅伤害头发，而且出现变态反应延续的时间会比较长，很可能加重患者病情。为了防止染发剂过敏及其他不良反应，糖尿病患者无论是在家还是在理发店染发时，都应先做一下皮肤试验。方法很简单，把染发剂滴在纱布上并将其裹放在前臂上，24小时后皮肤若有发红、发痒现象，就说明不宜使用该染发剂。

❤ 长期腹泻与糖尿病的关系

有些早期糖尿病患者并没有出现"三多一少"症状，而是长期腹泻。他们用了不少抗生素、止泻药却仍不见好转，最后去医院检查才发现血糖偏高，被诊断为糖尿病。当患者将血糖控制到正常水平时，腹泻也就不治而愈了。

原来，人体长期高血糖会导致肠道微血管发生病变，使植物神经功能受损，进而导致肠蠕动失调、肠道内大量细菌滋生。肠道的消化吸收功能受损，便会引发腹泻。

临床上，约有20%的糖尿病患者会发生腹泻，顽固性腹泻更是此类患者的突发症状。当患者发生腹泻时，大便多为稀水样或软便且量不多，无血便，更没有明显的腹痛症状。有时还会出现腹泻与便秘交替现象，若血糖控制不好还可加重腹泻，甚至危及患者生命。

❤ 皮肤异常可能是糖尿病

皮肤是人体与外界环境的隔离层，对身体起着保护作用。在保护人体的同时，皮肤还能通过一些异常反应，帮助我们判断身体所患疾病。例如皮肤的某些症状可以让我们及早发现糖尿病肾病，当糖尿病患者察觉自己的皮肤出现以下症状时，便应及时到医院进行检查，以免延误病情。

皮肤出现红斑。当患者皮肤出现类似于灼伤性水疱类红斑时，很有可能是糖尿病肾病。这种水疱壁极薄，水疱中含有透明状浆液，常长在指、趾、手足的背部或底部边缘，不经治疗会自行恢复，但会反复出现。

出汗异常。患者经常会无缘无故地出现出汗、多汗现象，有时甚至表现为大汗淋漓，常发生于上肢或躯干。这有可能是并发肾病的征兆，应及早去医院检查。

毛囊炎。患者可在后颈枕部出现脓头痱子样的炎症，触摸会感觉到疼痛，若不及时治疗，可发展为疖子。一旦脓液排出，炎症会自行消除，但会反复发作。

❤ 糖尿病患者应小心皮肤受损

糖尿病患者若血糖控制不稳定，便可引起各种并发症，皮肤作为人体最大的器官之一，自然容易受牵连。糖尿病常因皮肤干燥、脱皮而引起皮肤瘙痒，一旦抓破，便会使各种细菌进入皮肤，最后导致毛囊炎。若皮肤瘙痒治疗不及时，便可加重病情，甚至引起败血症，给患者带来更大的困扰。

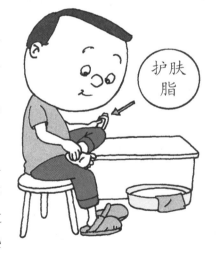

护肤脂

糖尿病患者应注意保持皮肤的清洁，除了洗脸外，每天临睡前还应泡泡脚，避免皮肤因过于干燥而产生损伤。另外，有些女性糖尿病患者因为工作的原因必须化妆，很多时候在不知不觉中对皮肤造成了伤害，很有可能导致毛囊炎、疖。也不是说糖尿病患者就不能化妆，而是应注意在化妆时选用一些柔和的化妆品，并且在晚上睡觉前彻底地卸妆，再涂抹一些保湿护肤品，这样才不会引起皮肤干燥，导致不良后果。

❤ 腹泻时可补维生素B

维生素B也称作维他命B，是一类维生素的总称。它是人体不可缺少的营养成分，能参与体内糖、蛋白质及脂肪的代谢，是糖代谢中的关键性物质。被世界公认的维生素B共有9种，都是水溶性维生素，只能在人体中滞留几个小时，所以维生素B必须每天补充。

人体内几种维生素B同时发挥作用，才能维持皮肤及肌肉的健康，增强免疫系统及神经系统的功能。各种维生素B之间是相辅相成的关系，一种维生素B增加，其他几种维生素B的需求量也会随之增加。

糖尿病患者如果体内缺乏维生素B，则可能引起胃肠道病变，出现腹泻、便秘或两者交替的情况。此时除了继续控制血糖外，患者还应补充维生素B，以缓解胃肠道不适症状。腹泻症状较轻的患者可口服复合维生素B进行治疗，并且多吃一些含有维生素B的食物，例如牛肉等；如果腹泻症状较重，则应立即去医院治疗，以控制病情。

❤ 什么是味觉出汗综合征

味觉出汗综合征多发生在腮腺手术后，主要表现为咀嚼或味觉受刺激引起副交感神经兴奋，从而引发面部潮红和出汗的症状。糖尿病有时也会引起"味觉出汗"，可以将其看作是糖尿病的一种并发症。

当糖尿病患者患上这种并发症后，每当咀嚼食物的时候就会出汗，虽然具体原因尚不明确，但有专家称这种现象可能与糖尿病患者长期血糖偏高有关。有些并发味觉出汗综合征的糖尿病患者在大量出汗的同时还会伴有颈胸部皮肤发红的现象。一般情况下，此类糖尿病患者应注意，只要严格控制血糖水平，避免食用特殊食品即可自行痊愈。

糖尿病患者应注意，奶酪和巧克力是最容易导致人体出汗的食物，除此之外，泡菜、酒精、食醋和一些较咸的食物，也会让人大汗淋漓。

❤ 糖尿病患者应谨慎拔牙

糖尿病患者由于自身的血糖较高，抵抗力较差，再加上血管、神经等并发症，很容易感染各种疾病。俗话说"病从口入"，所以除了对血糖的控制外，糖尿病患者还应注意口腔卫生。患者应养成早晚刷牙、饭后漱口的良好习惯，以免出现口腔疾病，尤其是牙病。

对于糖尿病患者来说，拔牙是件极其痛苦的事情。当糖尿病患者确实需要拔牙时，应慎重对待。多数糖尿病患者凝血功能低下，抗感染能力差，还会引起许多慢性并发症，如果轻易拔牙可能导致出血不止、感染加重或扩散，甚至引起败血症，使病情恶化。

因此，糖尿病患者在拔牙前必须进行详细的口腔检查，冲洗发炎的牙周袋，将脓肿的牙龈切开引流，并进行全身的抗感染治疗，患者还应补充维生素B、维生素C，严格控制血糖水平，只有血糖水平保持平稳状态，才能在医生的指导下拔牙。

♥ 老年患者走路应小心

老年糖尿病患者多体弱，还常伴有多种并发症，在服用降糖、降压药物时很容易造成身体过度虚弱、走路跌倒等现象。因此凡是经常眩晕、血压太高或太低、心脏功能欠佳的糖尿病患者，日常生活中应坚持一个"慢"字。转头要慢、起身要慢、落脚要慢、起步要慢，这样才能避免跌倒。

糖尿病患者在服用药物之后不宜立即活动，以免跌倒引起身体损伤。尤其是用过降压药、降糖药、镇静药等之后，更不宜外出或单独行走，应先卧床休息1小时再起身活动。

雨后或冰雪天时，老年糖尿病患者不宜外出，以免滑倒、摔伤，发生意外。必要的时候，患者可以选择一根合适的拐杖，起稳定重心和防止滑倒的作用。拐杖着地端十分重要，和地面的摩擦力大，才能有稳身、防止跌倒的作用。另外，脚上的鞋要合脚，鞋带不要太长，宜选用具有防滑性能的布鞋或橡胶底鞋。

♥ 糖尿病患者不宜使用电热毯

很多人喜欢在冬天使用电热毯取暖，尤其是糖尿病患者，因身体抵抗力较差、怕冷，晚上睡觉的时候常使用电热毯。殊不知，糖尿病患者在使用电热毯的时候更容易引起脱水和皮炎。

糖尿病患者使用电热毯时应注意电热褥不宜与人体直接接触，应在上面铺一层被单或毛毯；电热毯的通电时间不宜太长，一般睡前通电加热，入睡时及时关掉电源；患者使用电热毯时应多喝水，防止身体脱水；过敏体质的患者不宜使用电热毯，如果必须使用，出现过敏反应应立即停用；使用电热毯时若出现唇干、口燥、脱水现象，可先饮温开水，若不好转，应及早到医院就诊。

❤ 糖尿病患者夏天如何使用空调和电风扇

夏天气温较高，很多人都喜欢在室内使用空调。长时间处于空调房会使人体交感神经一直处于兴奋状态，导致肾上腺激素分泌增加，促进肝糖原分解。在胰岛素分泌正常的情况下，还会促使肌肉细胞摄取葡萄糖以产热。

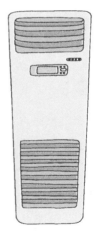

对于糖尿病患者来说，体内胰岛素不足，肌肉摄取葡萄糖的能力减弱，使身体产热不够，耐寒能力下降。开着空调睡觉还可能使患者着凉、血糖升高、病情加重，甚至诱发酮症酸中毒。

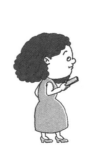

在运动完毕及大汗淋漓时，糖尿病患者更不应使用空调，也不要马上吹电风扇。患者若是对着电风扇猛吹，会使体温骤降，毛孔闭塞，容易导致伤风、感冒。如果必须使用电风扇，应尽量避免近距离、高速挡的单向风，以不定向的中低速风为宜。不管怎样，糖尿病患者都应避免睡觉时使用空调或电风扇，以免引发感冒，加重病情。

❤ 糖尿病患者夏季出行应小心

很多人认为冬季是糖尿病患者最难过的季节，而夏季紫外线可以杀死很多细菌，只要注意不吹空调及冷风，便能安全度过。其实这种想法是错误的，夏季才是四季中最危险的季节，尤其是接受胰岛素注射的糖尿病患者，在此季节更为危险。

高温会使胰岛素进入血液的速度加快，可能使血糖瞬间降下去，出现低血糖反应。因此，夏季糖尿病患者应时刻注意自己的血糖变化，随身携带一些含糖食物，一旦出现低血糖症状，应立即补充体内糖分。

另外，糖尿病患者夏季应避免外出，必须要外出时应涂抹防晒霜，避免长时间晒太阳。

❤ 夏季喝水应避免含糖饮料

夏季天气炎热，人体出汗较多，会使体内水分快速流失，尤其是糖尿病患者更会觉得口渴难耐。这个时候，糖尿病患者更应多喝水，以补充体内流失的水分。但在补水时需注意糖尿病患者应避免饮用一些含糖分的饮料。

市面上的多数饮料中都含有一定的糖分，如果糖尿病患者过多饮用就会使体内血糖升高，继而排尿增加、水分丢失更多。若是形成恶性循环，很有可能诱发高渗性昏迷，使患者病情加重。

因此，糖尿病患者在夏季宜选择饮用凉白开，如果能接受咸味，还可以在白开水中加入少量食盐，补水的同时还能补充体内流失的盐分。像矿泉水、纯净水等天然饮品，也可供患者选择。

❤ 肥胖型糖尿病患者应多做SPA

　　"SPA"一词源于拉丁文，意为"健康之水"。它主要是在水中加入矿物质及香薰、草药、鲜花等，有美容美颜、放松身心、健康皮肤、治疗疾病的作用。SPA包括冷水浴、热水浴、冷热水交替浴、海水浴及温泉浴，每一种都能放松身体，帮助排除体内毒素，预防及治疗一些疾病。若是在SPA中加入一些芳香精油进行按摩，还能加速体内脂肪燃烧，达到瘦身减肥的效果。

　　最新研究发现，SPA可以防治糖尿病，尤其对肥胖型糖尿病患者助益更大。很多糖尿病患者长期坚持做SPA，不仅使血糖水平明显下降，而且改善了睡眠质量，有的失眠患者甚至从此告别失眠。专家认为，SPA中的水可改善肌肉中的血流量，使细胞内糖的吸收发生改变。对于那些不能进行运动的糖尿病患者，可选择SPA调节血糖水平。

❤ 糖尿病患者不适宜"秋冻"

　　"春捂秋冻"是一句卫生谚语，是人们保持身体健康所总结的经验，具有一定的科学道理。其中，"秋冻"是指秋季天气稍凉的时候，不要过早、过多地增加衣服。适宜的凉爽有助于锻炼人体的耐寒能力，坚持一段时间后可促进身体的代谢功能，提高身体对低温的适应力。

当然，凡事应具体问题，具体分析。糖尿病患者因长期或间断的高血糖使血浆渗透压升高，机体抵抗力下降，极易引发感染。寒冷可引起血管痉挛，使血流变得缓慢，很容易诱发心脑血管疾病，还会使血糖升高加重患者病情。因此，糖尿病患者不宜"秋冻"。

❤ 糖尿病患者冬季应多晒太阳

糖尿病患者应从深秋开始加强身体锻炼，坚持户外运动。运动可以舒筋活血，增强机体的免疫力和抗寒能力，使糖尿病患者轻松过冬。除了运动，糖尿病患者在冬季还应多晒太阳。

冬季晒太阳可促进人体血液循环和新陈代谢，增强人体对钙和磷的吸收。阳光中的紫外线还有很强的杀菌作用，如果每天坚持晒半小时太阳，某些细菌或病毒便会被紫外线杀死，能有效预防多种疾病的发生。晒太阳还能促进骨质的钙化和生长，对儿童和老年糖尿病患者十分有益。

晒太阳有诸多好处，但过度晒太阳会使人反应变得迟钝，还可诱发皮肤病。在冬季晒太阳，宜选上午10时前或下午3时后的"黄金时段"，每天坚持晒太阳30～60分钟即可。老年糖尿病患者宜选择日出后的半小时开始晒太阳，此时的空气较湿润，阳光较温暖，不会对身体造成不必要的伤害。

❤ 糖尿病患者坐飞机应注意什么

很多人都喜欢在闲暇时外出旅行，一些糖尿病患者也不例外。但如何出行，却成了糖尿病患者的焦点问题。很多人图方便和快捷，会选择坐飞机出行。糖尿病患者在坐飞机的时候该注意些什么，咱们一起来看一下。

在坐飞机出行前，糖尿病患者应先对自己的身体情况做一个判断，看一下近期血糖水平是否控制得比较理想，若不理想或出现较大的波动，应延缓出行。一些并发症严重的患者也不适合坐飞机出行，例如酮症酸中毒、高渗性昏迷等急性并发症患者。

若血糖及身体情况较为平稳，糖尿病患者也不能粗心大意，出行时必须随身携带保健卡及常用降糖药。订好出行时间后，糖尿病患者应将身心调整到良好状态，并保证充足的休息。若是短途且飞行时间不超过3小时，糖尿病患者应少量进食；若是飞行时间超过3小时则应适当进食，以免血糖异常波动。

❤ 糖尿病患者应避免开车

开车需要精神高度集中，而糖尿病患者因为病情的特殊性经常无法使精神集中。特别是使用胰岛素治疗的糖尿病患者，随时都有可能发生低血糖，而导致意识模糊，甚至出现昏迷症状。这种情况下开车极易引起车祸，危及自己和他人的安全。

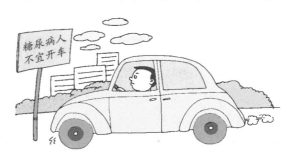

糖尿病患者常伴有一种或多种并发症，视网膜病变便是糖尿病并发症中的一种，严重影响人的视力。并发视网膜病变的糖尿病患者开车很容易受视力影响，发生意外。国外调查显示，33％的交通事故发生在患有糖尿病的司机身上，主要原因就是低血糖。因此，国外糖尿病患者开车时要求有医生证明的特殊驾驶证，我国目前还没有这项规定。

如果糖尿病患者必须开车，应在开车前检查身体情况；应有他人陪伴；一定要带上一些糖果，以防低血糖的发生。

♥ 冬季，糖尿病并发症的高发季节

冬季糖尿病患者的血糖水平会比其他季节偏高，易使患者病情加重，而且还会增加患并发症的概率，较常见的是呼吸道感染。糖尿病患者的抵抗力较低，再加上气温降低，便很容易发生呼吸道感染。除了呼吸道感染外，还有几种并发症在冬季也较为常见。

非酮症高渗性昏迷。该并发症在冬季发病率较高，在发病之前糖尿病患者病情会加重，出现口渴、多饮多尿、乏力、头晕、反应迟钝等情况。如果患者治疗不及时，再加上血糖一直居高不下，常会发生昏迷症状，严重者会导致死亡。

神经病变。低气温使人体血管的收缩反应变差，糖尿病患者在冬季常会感觉四肢麻木、酸痛无力等都是因神经病变而引起的。患者在冬季应加强保暖措施，防止神经病变的发生及发展。

♥ 冬季应小心糖尿病足

冬季很容易使人体交感神经变兴奋，尤其是糖尿病患者更易引起肾上腺素分泌增多，促进肝糖原分解为葡萄糖，抑制胰岛素的分泌，使糖尿病患者的胰岛素水平变得更低，从而使血糖升高，病情加重。

　　对糖尿病患者来说，寒冷的冬季还能增加糖尿病足的发生率。寒冷会使人体出现冻伤，尤其是足部若保养不当，很容易干燥及开裂，最后导致病足。

　　因此，冬季天气突然变冷之时，糖尿病患者最好待在家里，避免外出。若需要外出，应适当增加饮食量、热量、衣服，注意保暖。尤其是足部，应选择舒适、柔软、暖和的鞋子及棉袜，以免损伤足部导致病足。

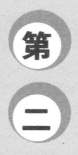

第二章

糖尿病患者的饮食疗法

医学界至今仍然没有研制出可以彻底治愈糖尿病的药物，因此预防工作变得非常关键，而饮食则是这重中之重。所以，专家针对不同人群，精心介绍了糖尿病患者饮食原则及需要补充的营养物质，帮助您通过饮食控制血糖、缓解病情。除此之外，还特别为您推荐了一些生活中常见的降糖食物，让您在饮食中将血糖降回正常水平。

降糖就这么有效

一、制定良好的饮食习惯

　　在这个快节奏的时代，糖尿病患者遍及各类人群，并且患病率仍然处在上升趋势。造成这种现象的原因大部分是饮食不健康。本节中，将为您一一介绍各类糖尿病人群的饮食原则。

❤ 糖尿病应如何饮食

　　控制热量摄入。糖尿病患者每天摄取的热量应保持在适宜的范围内，因此，在控制主食摄入量的同时，还要限制副食尤其是肉类、脂肪类等含热量较高的食品，这样才能有效控制血糖和体重。

　　营养成分要均衡。糖类、脂肪和蛋白质都是人体必需的营养成分，糖尿病患者在饮食上一定要合理掌握这些营养成分的摄入比例，避免营养失衡或摄入过量。

　　少食多餐。少食多餐往往是医生要求糖尿病患者坚持的饮食习惯，使血糖能长期维持在基本正常的范围内，保持病情的稳定。

　　多摄入膳食纤维。摄入膳食纤维可以帮助患者稳定餐后血糖，避免出现血糖值骤然升高的情况，对于肥胖型糖尿病患者来说，膳食纤维还有减轻体重，达到减肥的效果。

另外，糖尿病患者在饮食中还要注意减少油脂和糖类的摄入，这对他们在体重、血糖、血压、血脂等方面的控制很有帮助。

❤ 什么是血糖生成指数

血糖生成指数是衡量食物引起餐后血糖反应的一项有效指标，它是指含50克有价值的糖类食物与相当量的葡萄糖和面包，在一定时间内体内血糖应答水平的百分比值。血糖生成指数高的食物进入体内后，具有消化快、吸收快的特点，葡萄糖迅速进入血液后，会导致血液中的血糖浓度上升，而血糖生成指数低的食物则不会导致血糖浓度过快上升。

这项指标对糖尿病患者十分有用，糖尿病患者完全可以参照食物血糖生成指数表，合理选择食物、控制食量，并建议在食物标签上标注总糖类含量及食物血糖生成指数。

因为食物血糖生成指数只反映食物本身的特性，并未考虑每日膳食总热量，所以糖尿病患者应先制定出每天膳食总热量的标准，再按照这一标准安排日常食谱，一般来讲，在血糖生成指数表的标准下减少10%的谷类摄入即可。

❤ 摄取热量应适量

热量也是糖尿病患者应该严格控制摄入的一种成分。每个人每天需要摄入的热量都是不一样的，那么应该如何做到心中有数、控制热量摄入呢？

糖尿病患者所需的热量要以达到或维持理想体重为目标，消耗性疾病，如患有炎症、结核等消耗性疾病时，摄取热量应略高，而卧床休养的患者应减少热量的摄入。一般来说，糖尿病患者每日的总热量需求与年龄、性别、体重、体力活动强度等因素密切相关。

体重较轻的年轻男性活动量大时，每天摄取的热量可稍偏多一些。如果正处于儿童期、青春期、妊娠期、哺乳期等特殊时期的患者，每天摄取的总热量，特别是蛋白质的摄入量还可以更多些。因此，糖尿病患者可根据自己的体重特点及每天的活动强度，先计算出每天自己应摄取多少热量，然后再进一步统计出各种食物的摄入比例。

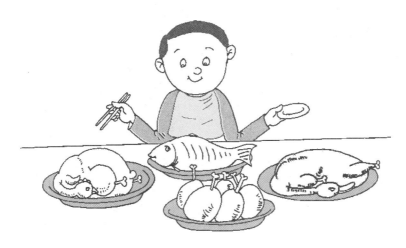

❤ 糖尿病患者应少摄入胆固醇

胆固醇又称胆甾醇，属于一种环戊烷多氢菲的衍生物，是动物组织细胞中不可缺少的重要物质。胆固醇是机体细胞膜的重要组成成分，是合成维生素D和有促进消化作用的胆酸的重要来源，也是体内合成肾上腺皮质激素(包括醛固酮、肾上腺糖皮质激素和性激素)的重要物质。

虽然胆固醇非常重要，但对于人体来讲却不是越多越好，对糖尿病患者来说尤其如此。这是因为胆固醇过高会导致动脉硬化，增加糖尿病患者心、脑、下肢血管并发症的危险。需要注意的是，胆固醇的来源并不只是食物，人体所需胆固醇中有大部分是机体自己合成的。

因此，糖尿病患者更应少吃含胆固醇高的食品，如动物内脏(特别是猪脑、牛脑、羊脑)、蛋黄、鱼子、虾蟹等。除动物胆固醇外，植物中也含有胆固醇，被称为豆固醇和谷固醇，它们有降低胆固醇的作用，可以适当多食用一些。

❤ 什么是食源性疾病

有的糖尿病患者认为只要控制饮食量即可，对饮食卫生不太在意，殊不知很多有毒物质、细菌及病原体正是借助不卫生的食物侵入人体，导致各种食源性疾病的发生。比如常见的食物中毒，肠道传染病、人畜共患传染病等疾病。

食源性疾病严重威胁着人体健康，如果食源性疾病发生在糖尿病患者身上，那么，后果则更加严重。这是由于糖尿病本身便可导致人体各个器官和系统功能失常及免疫力下降，因此比普通人群更易感染食源性疾病，而一旦感染了有害病菌，糖尿病患者体内的免疫系统无法对入侵体内的病毒做出自然免疫应答，从而引发感染。

由此可见，食源性疾病会在一定程度上影响糖尿病患者的病情发展，严重时还可直接导致患者死亡，因此，糖尿病患者应比普通人群要更加重视避免食源性疾病的发生，平时。在食物的处理和烹饪中，必须小心谨慎。

❤ 老年糖尿病患者如何饮食

依现状来看，虽然儿童糖尿病患者和中青年糖尿病患者也在慢慢增加，但还是以老年糖尿病患者为主。因此，如何让老年糖尿病患者轻松度过每一天便成了其子女忧心的事情。

老年糖尿病患者大多运动量较少，并且会随着年龄的增加出现这样那样的并发症，使病情控制起来很不容易。在这种情况下，饮食调节就显得尤为重要了。

糖尿病患者血糖的高低与其胰岛素的分泌程度及进食食物的种类和多少有密切的关系，无论是何种类型的糖尿病患者，有无并发症，都应首先用饮食疗法作为治疗糖尿病的基础。尤其是老年糖尿病患者体质下降，运动量逐渐减少，更应长期坚持饮食疗法控制病情恶化。

老年糖尿病患者在进行食疗计划时，要根据其自身情况做出合理的安排，如是否肥胖，是否有并发症，是否为重体力劳动者等，根据这些具体的细节，严格安排自己的饮食，以便能起到较好的疗效。

❤ 女性糖尿病患者易发生进食障碍

进食障碍是以生理学变化为基础，受情感、社会文化因素影响和改变的疾病。有进食障碍的患者往往在长时间忍受疾病折磨的同时却保持沉默，他们并没有意识到这是一种病态现象，以至于延误了疾病的最佳治疗时间。常见的进食障碍有厌食症、贪食症和暴食症三种。

　　研究发现，患有糖尿病的女性患者比普通人群更容易发生进食障碍情况，女性1型糖尿病患者发生贪食症的居多，而暴食症则经常发生在女性2型糖尿病患者中。很多女性糖尿病患者在发生了进食障碍情况时，经常以为是自身所患的糖尿病所致，往往将其忽略或掩盖。孰不知，糖尿病和进食障碍的并发症若不及时治疗会演变得非常严重，严重者甚至死亡。

　　所以，女性糖尿病患者在发现自己的饮食有偏差或者出现异常时，一定要及时就医治疗，在医生的帮助下稳定病情。

❤ 妊娠糖尿病患者如何吃

　　妊娠糖尿病是糖尿病中的一种特殊类型，是指妊娠后出现的各种程度的糖耐量减低或者明显的糖尿病症状，不论是否需要胰岛素治疗还是仅需要饮食治疗，抑或这种情况在分娩后是否会持续等，均被称为妊娠糖尿病。

　　为了维持血糖值的平稳，妊娠糖尿病患者最好严格采取少食多餐的模式，将每天应摄取的食物分成6~7餐，而且还要在孕中和孕后期适当增加每天摄入的热量，以保证孕妇及胎儿最基本的营养需求。

　　对于糖类的摄入，妊娠糖尿病患者应尽量避免饮用含有蔗糖、果糖、葡萄糖、冰糖等成分的饮料，甜食也应禁止食用。如果妊娠糖尿病患者真的有糖类需求，可以在医生的指导下适量食用，以免对胎儿造成伤害。

　　在妊娠中、后期，妊娠糖尿病患者应每天逐渐增加蛋白质的摄入量，可以多食用一些蛋类、奶类、鱼类、豆类等食物，以满足人体蛋白质的需求。

如何吃，是妊娠糖尿病患者最头疼的事情，吃多了，不仅血糖无法控制，孕妇还有流产、死胎的危险；吃少了，营养又跟不上，胎儿也会跟着"挨饿"受罪。

针对这一情况，专家建议妊娠糖尿病患者每天吃五六顿饭，每顿饭吃六成饱。妊娠糖尿病患者同其他糖尿病患者一样需要控制饮食，但应适度控制，如果因控制过度而使患者经常处于饥饿状态，则很有可能发生饥饿性酮症，导致妊娠糖尿病患者尿酮体为阳性，轻则导致胎儿畸形，重则胎死腹中，后果十分严重。所以，妊娠糖尿病患者一定不能饿着，以免伤害到胎儿。

除了别饿着之外，妊娠糖尿病患者还应适当地参加体育锻炼，增强自身体质，提高免疫力，在食疗的基础上保证身体处在较为正常的状态。

❤ 什么是地中海式饮食

地中海式饮食是一种现代营养学所推荐的膳食模式，讲究多蔬菜和全谷，只有少量的红肉，而且肉类一般以鱼和禽肉为主。这种饮食方法可使人体每日所需的能量只有50%左右来自含糖类的食物中，其余30%左右来自于脂肪。

地中海式饮食可让糖尿病患者更好地控制血糖，帮助其减轻长期服药但降糖效果不佳的痛苦。除此之外，地中海式饮食还能降低糖尿病患者患心脏病的风险，并能使肥胖者体重逐渐减轻。

❤ 控制血糖不能不吃早餐

很多糖尿病患者为了控制好血糖往往采用不吃早餐的方

法，这样一来，短时间内血糖看似是控制在了较低的水平，但实际上却使患者体内糖的代谢发生紊乱，很容易发生低血糖反应。而糖尿病患者在发生低血糖反应之后又会瞬间发生高血糖反应，使血糖进一步失控，长此以往，对糖尿病患者控制病情十分不利。

通俗来讲，糖尿病患者若不吃早餐，就会使午餐和晚餐时体内的血糖骤然升高，使得血糖在一天中出现两次较大值，影响人体全天胰岛素的调节，不利于血糖的控制。

因此，很多时候医生都要求糖尿病患者少食多餐，这更加强调了吃早餐的重要性，在一日三餐之中加餐还可以有效避免血糖的大幅度波动，使血糖控制起来更容易一些。

❤ 如何控制饮食

很多糖尿病患者就医时，都会听到医生再三提醒他们需要控制饮食。于是，很多患者就会认为控制饮食就是少吃。

事实上，糖尿病患者吃得少或主食摄入量不足，不仅不会调节自身血糖，还会使身体处于不健康的状态中，继而影响血糖。糖尿病患者吃得少，体内摄入的热量和营养元素就会少，这样就会使身体最基本的营养需要得不到保证，身体功能受到影响，使血糖越来越不稳定，严重影响了糖尿病患者的身体健康。

所谓控制饮食，是指不要过饮过食，在保证人体最基本的代谢需要的前提下少食多餐。糖尿病患者应严格计算出自身每日的热量需求，然后分餐摄入，这才是真正的控制饮食，健康的食疗法。

❤ 冬季可适当食用三高食品

冬季寒冷，糖尿病患者可在控制饮食的基础上，适当食用一些高热量、高蛋白、高维生素的三高食品，如鸡蛋、牛奶、肉类等，糖尿病患者可以在冬季适当增加这些食物的摄入量，以保证人体的正常需求。

冬季不仅寒冷而且还很干燥，所以糖尿病人可适当吃一些滋阴润燥的水果，如梨。但生梨较凉，可能会使糖尿病患者胃感觉不适。而冰糖梨含糖量又太高，不适合糖尿病患者食用。这可怎么办呢？

糖尿病患者可食用花椒梨。将梨切开，在表面撒上一些花椒粒，然后放到蒸锅里蒸十几分钟。蒸好后把花椒去掉，趁热吃梨就可以了。花椒梨还是治疗咳嗽的良方，连续吃一周花椒梨，会使咳嗽逐渐减轻，甚至还会痊愈。但是糖尿病患者还是要谨慎食用，每天的食用量不应过多。

❤ 逢年过节谨防肾脏受损

逢年过节对于糖尿病患者来说可是一大考验。看着其他人吃香的喝辣的，大鱼大肉往嘴里送，自己却只能瞪眼看着，实在是一种折磨。

过节本来是件开心的事情，可一旦糖尿病患者经不住美食的诱惑，最终的结果便是疲劳的胰腺承担不起这种额外的"负荷"，而使患者住进了医院，使好事变成了坏事。不仅患者本身遭罪，家人也跟着苦闷。那么过节期间糖尿病患者到底要如何吃才能避免发生类似的事情呢？

这要看糖尿病患者是否有肾脏损害的现象发生，如果未发生肾脏损害现象，糖尿病患者可以多吃些含蛋白质的食物，如瘦肉、鸡蛋等，但要少吃一些主食以便可以将血糖保持在稳定水平。如果糖尿病患者出现肾脏损害现象，则不宜吃含蛋白质的食物，因为过多的蛋白质反而对肾脏有害，因此，在这一时期严格控制糖尿病患者蛋白质的摄入量尤为重要。

❤ 糖尿病患者正确的进餐顺序

众所周知，糖尿病患者应控制饮食，但有些糖尿病患者却发现，尽管他们对此做了周密的饮食安排，还是无法将血糖值控制在理想的范围内。这是怎么回事呢？

专家研究发现，进餐顺序不正确是糖尿病患者无法使血糖平稳的主要原因。对于血糖的控制，合理的饮食结构固然重要，正确的进餐顺序也是不容忽视的。先吃蔬菜再吃主食，吃完主食再吃肉类，最后喝汤，这是糖尿病患者正确的进餐顺序。

蔬菜中含有的大量粗纤维，可以增加糖尿病患者的饱腹感，并使其主食的摄入量减少。糖尿病患者应少食高脂肪、高热量的食物，所以像肉类这样的高脂肪食物在主食之后食用最佳，这是由于，蔬菜和主食已经使糖尿病患者感到饱胀，在此基础上食用肉类，自然就降低了脂肪的摄入量。如果糖尿病患者吃饭时先喝汤，虽然能很快产生饱腹感，但也会很快产生饥饿感，最后只能通过加餐或吃些其他的零食的方法充饥，很不利于糖尿病患者的血糖控制。

❤ 糖尿病患者更应细嚼慢咽

糖尿病患者摄入的食物基本上都是经过严格计算而得出的固定值，如果不经过充分的咀嚼，便会影响其营养成分的吸收，导致糖尿病患者出现消化问题或营养不良现象。

研究发现，食物在口腔内反复咀嚼时，可以刺激唾液分泌。唾液中含有许多消化酶，可延长食物的咀嚼时间，还可反射性地刺激胃液分泌，使食物充分地与唾液混合。这样食物到了胃肠道才能更好

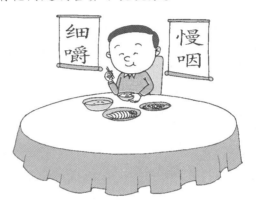

地被消化吸收，也可延长进餐时间，达到饱腹感。

而且，细嚼慢咽的糖尿病患者可以吸收食物中更多的蛋白质和脂肪，并且随着咀嚼时间的增长，食欲也会下降。这一现象与大脑中负责食欲的部位有关，当它接受到从舌头等部位传来的多次相同刺激后，就会变得迟钝，使人食欲下降，对糖尿病患者十分有利。

❤ 少食多餐的具体做法

少食多餐是糖尿病患者控制饮食的原则之一，此法对其控制血糖十分有利。有的糖尿病患者虽然进行了饮食的控制，但没有采取少食多餐的原则，使血糖的控制效果不是很好，但这

类患者在医生的建议下，将每日三餐改成了每日4～5餐，且降糖药物和其他饮食习惯均没有改变，一段时间过后，糖尿病患者的血糖竟然慢慢平稳了下来，达到了合格的水平上。

"少食多餐"中，"少食"指的是每餐少吃点儿，这样就不至于使糖尿病患者餐后体内胰腺负担过重，血糖也不至于升得太高，避免了餐后高血糖情况的发生。"多餐"则是在两餐之间加上一次缓冲餐，这样既可以在避免药物作用高峰时出现低血糖情况，也可避免一天饮食总量过少，影响患者的体力和体质。

有的糖尿病患者不吃早餐，以此来控制饮食，结果中午或晚上饥饿难忍，反而吃得很多，其实，这是一种不好的饮食习惯。另外，加餐也可以用水果、鸡蛋、豆制品等对血糖影响较小的副食来代替主食。

❤ 食用快餐有讲究

快餐食品常被称之为"垃圾食品"，但因其方便快捷，味道还算可口，使得有些糖尿病患者十分喜欢吃此类食品。如果糖尿病患者每星期只吃一两次快餐，也不会对身体造成太大伤害的，只不过在进食过程中要注意一些细节。

快餐一般含脂肪和热量较高，糖尿病患者在点餐时要问清想吃食物中含有多少脂肪和热量，以便进行选择和判断。糖尿病患者最好选择加入蔬菜较多的汉堡食用，喝低糖或不加糖的饮料。除了脂肪和热量的顾忌之外，也应以营养为主要选择依据，吃有营养，且种类丰富的食物，再控制摄入量，这样的快餐才可减少对患者身体的伤害。

另外，快餐食物很多都经过了油炸处理，在点餐的时候，糖尿病患者还应注意所点食物是否经过了油炸，对这类油炸的食物应避免食用。

❤ 外出就餐的饮食原则

年轻的较轻型糖尿病患者常因工作或交际等原因出席一些聚会，外出就餐也时有发生，这种时候，糖尿病患者尤其要注意饮食健康。

众所周知，糖尿病患者平时的饮食应以高纤维、低脂肪、低糖、低盐为主，而外出就餐的饭店多是以重油脂食物为主，所以在食物的选择上，糖尿病患者一定要做些计划。有些饭店已经开始提供低胆固醇、低糖、低热量、高纤维的健康食物，并且西餐厅中还有可代替糖的甜味剂以供糖尿病患者选择食用。在没有适合糖尿病患者食用菜系的餐厅就餐时，应尽量选择低胆固醇类、低脂肪类的食物食用，并严格控制脂肪及糖的摄入量。如果是参加工作聚餐，糖尿病患者应提前跟组织人员说明自己的特殊情况，如果可能，应请求加入一些适宜自己食用的菜系。另外，糖尿病患者点菜时要注意适量，以免因食用过量引起肠胃及胰岛素负担。

❤ 谨慎选择夜宵

很多年轻糖尿病患者，因为工作繁忙常常加班熬夜，在此过程中难免会感到饥饿，于是便会吃夜宵充饥。殊不知，经常吃夜宵十分不利于糖尿病患者对病情的控制。但是，由于糖尿病病情的发展较为隐蔽、不易察觉，很多糖尿病患者没有较明显的不适感，使他们放心大胆地食用各种各样的夜宵，特别是烧烤、小炒等高热量、高脂肪的食物。这样一来，很多本该控制食用的食物便被糖尿病患者大量摄入，使病情加重。

如果真的需要吃夜宵，糖尿病患者也应谨慎选择，不要食用过于油腻、含太多糖分的食物。糖尿病患者可以吃一些馄饨、面条等主食类食物，还可以煮些大米粥、绿豆粥、黑米粥等粥类食物当作夜宵食用。如果不想亲自动手做食物，糖尿病患者也可以选择少量花生、开心果、核桃等坚果类食物作为夜宵。

❤ 饮食应粗细搭配

粗粮中含有大量的膳食纤维、维生素和无机盐等营养成分，经常食用粗粮十分利于糖尿病患者控制体内血糖。因此，很多糖尿病患者每天便只吃粗粮，一点精细米粮都不敢食用，时间一长，血糖是得到控制了，但又出现了新的问题。这是怎么回事呢？

糖尿病患者食用粗粮固然对控制病情有利，但吃多了同样会对身体产生不良影响。粗粮中含量较高的嘌呤，会影响糖尿病患者胃肠道的消化和吸收功能，还有可能引起体内嘌呤代谢出现异常，引发高尿酸血症或痛风症状，甚至造成患者营养不良。

虽然糖尿病患者的日常饮食要以粗粮为主，但也要注意粗、细粮搭配起来一起食用，这样既控制了血糖，又避免了出现营养不良或嘌呤过多的情况发生。

❤ 糖尿病患者应少吃火锅

冬天寒冷，很多人都会选择围坐在桌前，热热闹闹地与家人或朋友一起吃火锅。但是火锅一般以辛辣、油腻为主，健康人吃多了都会上火，出现不适症状，糖尿病患者又该不该吃火锅呢？

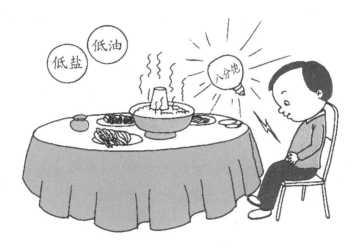

其实，糖尿病患者是可以吃火锅的，但要注意三项原则。

只吃八分饱。吃火锅时经常是一大群人聚在一起，吃得热闹，玩得开心。可是一不注意就会发现吃得太多了。虽然火锅在烹调过程中未使用油脂，热量较低，但是羊肉中含有很高的热量，糖尿病患者食用后，其摄入的热量便也增加了。所以，不要超量是糖尿病患者吃火锅时最需要注意的。

低油脂。如果是在自己家里吃火锅，糖尿病患者一定要注意火锅底料的选择，尽量选择低油脂的底料食用，在涮菜时，也应尽量避免涮食油炸类食物。

低盐调料。很多人习惯吃火锅时使用调料，例如芝麻酱、海鲜酱、辣椒酱等。这些酱在制造时会含有较高的油脂和盐分，糖尿病患者在食用时一定要注意不宜食用太多。

❤ 米面并非越白越好

在人们的普遍认知中，大米、面粉应该是越白越好，而人们在购买这两种食物时也多是从颜色上区分好坏。事实并非如此。

不管是大米，还是面粉，其最初的状态都是谷粒状的，而谷粒由外向内可分为谷皮、糊粉层、谷胚和胚乳四部分，每一部分都含不同的营养成分。最外层主要由是纤维素和半纤维素组成，外皮里面包裹着维生素、脂肪、蛋白质、碳水化合物和矿物质等营养物质，最中央还含有少量淀粉。而在加工的过程中，除掉的纤维素和半纤维素越多，大米、面粉将会越白。

糖尿病患者如果经常食用缺乏纤维素的大米和面粉就会令体内脂肪的摄入量增加，不利于控制病情。

所以，糖尿病患者在选购这两种食物的时候，不能"嫌弃"那些看起来不十分白，摸起来略有粗糙的大米和面粉，这些食物对糖尿病患者来说是较有效的"治疗剂"。

❤ 糖尿病患者应控制盐的摄入量

糖尿病患者在日常饮食中一定要控制盐的摄入量。研究发现，过多摄入盐，会增强淀粉酶活性，促进淀粉消化及促进小肠吸收游离葡萄糖，从而使患者血糖浓度增高，加重病情。因此，糖尿病患者不宜采用高盐饮食。

此外，糖尿病患者长期摄入过多的盐，还会诱发高血压，并且会加速和加重糖尿病患者大血管并发症的发展。最后，盐还具有刺激食欲的功效，令人胃口大开，不知不觉中便会增加饮食量，不利于糖尿病患者控制饮食。

由此可知，糖尿病患者进行低盐饮食尤为重要，每天摄入盐量应在5克以下。需要注意的是，限盐还应包括少用含盐的调味品，如酱、酱油及一些含盐的面食。

对于糖尿病患者来说，限制糖的食用量已经让他们很痛苦了，如果再限制盐的食用量可能会更加让他们食不甘味。因此，许多糖尿病专家会向患者推荐一种低钠盐食用，以解决这种饮食上的苦恼。低钠盐，是专门用来防治高血压及糖尿病性高血压的食用盐，相比传统的食用盐来说，同样分量的低钠盐含有的盐分（钠成分）更少，对糖尿病患者十分有利。

❤ 饮食"厚味"要不得

合理饮食是糖尿病患者食疗的基本要求。有些糖尿病患者因为不宜吃甜食，就转而食用一些"厚味"食物。

有些糖尿病患者可能以为"厚味"就是指过咸的食物，因此在炒菜做饭时虽然少加了盐，但多加入了一些醋、辣椒等调料。孰不知，"厚味"其实指的是饮食五味中过多偏重某一味，并不单纯指过咸，太酸、太甜、太辣、太苦都属于"厚味"。

不管是偏向于哪一种味道的"厚味"，对糖尿病患者都是有害的。食用太咸的食物会伤及糖尿病患者的肾脏；食用太酸的食物会伤糖尿病患者的胃肝；食用太辣的食物会伤糖尿病患者肺；食用太苦的食物会伤糖尿病患者的心脏；食用太甜的食物会伤糖尿病患者的脾。因此，糖尿病患者要合理安排饮食，尽量保持五味平衡，避免饮食"厚味"，以免引起身体不适。

此外，糖尿病患者还要根据季节变换适当地调整饮食结构，偏辣的食物在夏季应少吃，但冬季就可以适当多吃一些；偏苦的食物在冬季应少吃，但在夏季可以适当多吃。

❤ 糖尿病患者能吃甜食吗

患了糖尿病的患者不宜吃甜食，这对于平时不太爱吃甜食的患者来说十分好办，可对于那些十分爱吃甜食的患者来说，那可是非常痛苦了。那么，糖尿病患者想吃甜食该怎么办呢？

目前，患糖尿病的人越来越多，为了使糖尿病患者在生活中也能尝到"甜"味，各种各样的甜味剂便出现了。因此，想吃甜食的糖尿病患者可适当食用一些甜味剂来代替蔗糖。这些甜味剂当中虽然不含营养素，但它们的甜度是蔗糖的百倍，并且食用之后不提供热能，十分适合糖尿病患者食用。

糖尿病患者不想食用甜味剂，可以适量食用一些富含果胶的水果，如桃、梨、草莓、樱桃等甜味水果，这些水果中含有的果胶可以增加糖尿病患者体内胰岛素的分泌，延缓葡萄糖的吸收。

综上所述，糖尿病患者吃甜食时，只要严格控制糖的摄入量，在每日血糖值较低时是可以食用一些含糖食品的。

❤ 为什么会吃了还饿

许多糖尿病患者都有这样的经历，明明刚吃过饭，但没过多久就又饿了！据调查显示，饥饿感是糖尿病患者时常会遇到的一种生理反应，它因糖尿病而起，也会随着病症的好转和糖尿病患者自我调节而减轻。那么，糖尿病患者怎样做才会减轻饥饿感呢？

减少细粮的摄入，多食用富含纤维的食物，如玉米面、豆类等。糖尿病患者可以选购一些绿豆挂面、荞麦挂面等粗粮挂面，在感到饥饿时煮一些食用。

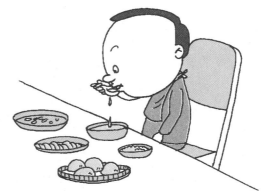

多吃低热量、高容积的蔬菜，如菠菜、黄瓜、豆芽、油菜等。这些食物不仅不会给糖尿病患者造成血糖压力，还会使其长时间处于饱胀状态，减少饥饿感。

有时候糖尿病患者产生饥饿感只是一种心理作用。这类患者会觉得自己可能要产生饥饿感，于是就事先准备了许多加餐的食物在旁边，这样一来，即使患者不饿，但一看到这些食物也会在心理暗示下产生饥饿感。

❤ "糖"也会藏起来

酸、甜、苦、辣、咸是最基本的味道，可使人们的饮食多滋多味，尤其是甜味，更容易让人们接受并产生亲切感。研究发现，女性每年至少要消耗几十公斤的甜品，糖无时无刻都围绕在人们的生活中。

说到糖，一般情况下人们能想到的都是各种糖果和蛋糕这些食品，所以，糖尿病患者在选择食物时会自然地避开这两类食物，从而放心大胆的选择其他的食物。但其他食物中并不是真的不含有糖，而是含糖很少或是将糖的成分"隐藏"了起来，这需要糖尿病患者在购买食物时仔细辨认。

在购买食物前，糖尿病患者应仔细察看包装上的营养配料表，如果配料表中有甜蜜素、糖精、安塞蜜等高效甜味剂，糖尿病患者应慎重选择，最好选择低聚糖和糖醇类食品。另外，低脂或无脂食品中也会加入少量糖分以改善其单调的口味，如低脂或无脂酸奶等食物，糖尿病患者也要谨慎选择。

❤ 日常饮食应减少脂肪摄入量

脂肪食物可分为动物性脂肪和植物性脂肪两种。

动物性脂肪包括烹调用的牛油、羊油、猪油等，还有肉、乳、蛋中的脂肪，这类脂肪溶点高，难于消化，除鱼油外，均富含较多的饱和脂肪酸，有升高糖尿病患者血清胆固醇的作用。

植物脂肪指的是植物油，包括花生油、芝麻油、豆油、菜籽油、玉米油等，像花生、核桃、瓜子等硬果类食品中的含量也不少。植物油溶点低，易于消化，除椰子油外，多富含不饱和脂肪酸，有降低糖尿病患者血清胆固醇的作用。

曾有人主张糖尿病患者多吃含脂肪的食物，因为脂肪在体内仅有10%可转化为葡萄糖，不会致患者血糖过多升高。但研究发现，糖尿病合并冠心病的高发生率与脂肪摄入过多有关。所以，糖尿病患者也应控制脂肪的摄入量，而且最好是用植物油代替动物油食用。

❤ 高脂肪饮食小心出现失忆

研究发现，经常过多摄入高脂肪食物，可导致2型糖尿病患者发生餐后失忆情况，但糖尿病患者在食用高脂食物的同时食用抗氧化剂，这种情况则不会发生。

实验表明，采用高脂肪饮食的糖尿病患者会出现短暂的记忆力减退现象，尤其是对刚刚接触过的信息，他们经常是转头就忘。而患者采用健康饮食或添加了抗氧化剂的高脂肪饮食则不会出现这一现象。

这是由于，2型糖尿病患者与"慢性氧化应激"状态有着密切的关系，而"慢性氧化应激"状态正是导致阿尔茨海默症记忆丢失的主要原因之一。高脂肪饮食则可引发较高水平的"慢性氧化应激"状态的发生，导致糖尿病患者记忆力下降，出现失忆。

虽然抗氧化剂可以抵消"慢性氧化应激"状态，但糖尿病患者也不要对抗氧化剂产生依赖心理，而应采取健康饮食计划，控制脂肪的摄入量。

❤ 糖尿病患者不能随意进补

冬季来临，很多人会选择用食材或药材进补，这对正常人来说可能有益无害，但糖尿病患者在进补时应保持谨慎，不宜随便进补。

糖尿病患者进补时不管选择食材还是药材，在中医的概念中都跟看病下药一样，都应根据自己的具体情况而定，同样的疾病在不同的患者身上会有不同的反应，而进补也跟看病一样，各种食材和药材都有各自的特点，患者应谨慎选择。

糖尿病一般是阴虚燥热之症，患者应吃些清补的食物，如果没有弄清楚这些，而是服用人参、灵芝等温热的补气之药进补，则会引起不良反应，严重时还会导致糖尿病患者病情加重。

❤ 为什么儿童会患糖尿病

目前，糖尿病正变得年轻化，甚至越来越多的儿童也患了糖尿病。这不得不提醒人们注意，到底是什么原因导致儿童患糖尿病呢？

主要问题全在"吃"上。在快餐店里，经常可以看到孩子们手拿着各种各样的油炸食品津津有味地吃着，越来越多的孩子都喜欢以甜食和油炸食品为主餐，而这些食物又恰恰是诱发糖尿病的主要原因之一。同时，儿童在食用大量油炸食品的同时往往忽略了谷类等粗粮的摄入，使得体内膳食纤维供应不足，最终导致了糖尿病的发生。

另外，长期食用油炸食品，还会导致儿童肥胖者人数急剧增加，而肥胖是导致糖尿病发生的一大原因。儿童肥胖者体内的脂肪含量较多，使其体内蛋白质、脂肪、糖的代谢出现紊乱，对胰岛素不敏感，而机体为了满足正常的代谢需求，不得不迫使胰腺分泌比正常人高出近10倍的胰岛素。久而久之，就会造成儿童体内合成胰岛素功能逐渐衰竭，导致糖尿病的发生。

❤ 糖尿病患者应合理分配零食与主食

糖尿病患者的主食一般以粗粮为主，这样一来，患者便会经常感到嘴里没味，胃口不佳。为了改善这种情况，医生会建议患者适当增加一些零食，并与主食交叉食用。那么，糖尿病患者应如何挑选适合自己食用的零食呢？又该注意些什么呢？

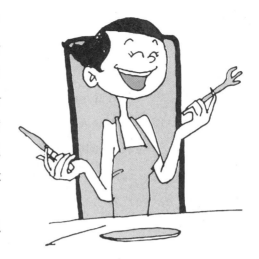

如果糖尿病患者是以水果当作餐间零食食用时，一般每天以食用2两水果为宜，病情较轻的患者可以稍稍多吃一些，但也不应超过4两。但西瓜会使人体血糖迅速升高，糖尿病患者一定要严格控制其食用量，以免加重病情。

需要注意的是，糖尿病患者在主食间加食了零食食用后，就要在主餐时适量减少主食的食用量。一般来讲，2两水果所产生的热量相当于食用了1两米饭，糖尿病患者可以根据这一等量标准适当减少主食的摄入量。

❤ 糖尿病患者如何吃肉

肉类含有大量的优质蛋白，是人体蛋白质的主要来源之一。肉类中含有的蛋白质与植物提供的蛋白质相比，更接近于人体蛋白质，容易被人体消化、吸收和利用，而且肉类中含有的氨基酸、维生素和微量元素也比较丰富。另外，肉食含热量较高，有利于主食的控制。

所以，糖尿病患者可适当吃肉。当然，肉类含有的热量和脂肪较多，如果食用过量会对血糖、血脂和体重非常不利。因此，糖尿病患者吃肉要适量，每天食用100～150克即可。

那么，糖尿病患者吃哪种肉比较合适呢？从蛋白质结构与人类接近与否及是否富含不饱和脂肪酸的角度来看，鱼肉要强于鸡、鸭、鹅肉，而鸡、鸭、鹅肉又强于猪、牛、羊肉。由此可知，糖尿病患者进食肉类时最好优先食用鱼肉。

❤ 严格控制饮食量

对于糖尿病患者来说，严格控制饮食，知道自己每天该吃多少东西尤为重要，可这食物的"量"到底是个什么概念？一两米、二两饭到底是多少？由于无法掌控这些重量，所以很多糖尿病患者只是凭感觉吃食物，而不知道自己到底吃了多少东西。

糖尿病患者要想知道自己吃了多少东西，只需在厨房里准备一台秤即可。患者做米饭之前先将生米放在秤上称一称，等到米煮熟之后再称一称，然后就可以清楚地知道一两生米到底煮出了几两米饭，再称出要食用的量，看一看大概是多少容量。一段时间过后，心里便有了数，就不用再靠感觉进食了。

有些糖尿病患者经过长时间"锻炼"，甚至可不再依赖秤来了解食物量，只需一看便可以精确地报出此样食物的分量。除了米饭这样的主食之外，其他食物也要进行称重，做到心里有数，如玉米、绿豆等含糖量较高的食物。

❤ 微量元素帮助降糖

虽然微量元素在人体内的含量很少，但对维持人体正常的生理功能起着至关重要的作用，如锌、铬、镁等微量元素对体内胰岛素的生物合成及体内能量代谢十分重要。

锌是组成体内各种酶的成分，与蛋白质的核酸代谢有关。糖尿病患者缺锌可使氨基酸合成蛋白质的速度减慢，可使胰岛素分泌减少、血糖上升。锌的来源主要是动物性食品，如肉类、海产品、家禽等，谷类的麸糠中含锌也较多。

铬是胰岛素的辅助因子，与胰岛素相互作用，使血糖转变为能量贮存起来。糖尿病患者缺铬可导致体内空腹血糖升高，糖耐量减低，血胰岛素和胰高糖素升高，可出现尿糖情况，血胆固醇和三酰甘油升高，胰岛素结合能力降低，胰岛素受体数量减少，神经障碍等一系列病变。铬可从饮水和食物中摄取，日常食品如坚果、麦麸、糙米、酵母、鱼虾、蛋黄、牛肉等都含有3价铬。

镁在胰岛素的敏感性及糖代谢的稳定性中起着重要的作用。糖尿病患者缺镁可导致体内胰岛素敏感性降低，使血压和血小板聚集性上升，加快糖尿病并发症的发生。镁主要从食物中摄取，如大豆、花生、肉、蛋类中皆含有镁。

❤ 维生素D维持血钙和血磷水平

维生素D为固醇类衍生物，是一种脂溶性维生素，因其具有抗佝偻病的作用，所以又被称为抗佝偻病维生素。维生素D的主要作用是通过促进钙的吸收进而调节体内多种生理功能，能维持血钙和血磷水平，从而维持牙齿和骨骼的正常生长和发育。

专家表示，糖尿病患者体内如果缺乏维生素D可增加其发生心血管并发症的概率。影响体内胆固醇的代谢，使胆固醇积聚在动脉中，导致血管阻塞，最终引起心脏病的发生。增加人体维生素D的含量，不仅能降低糖尿病并发心血管病的发生率，还能够在一定程度上避免动脉粥样硬化等疾病的发生。因此，糖尿病患者应多吃富含维生素D的食物，如动物的肝脏、海鱼、瘦肉等食物。

人在紫外线的照射下，体内的胆固醇可转化为维生素D，因此，糖尿病患者除了吃一些富含维生素D的食物外，还可以多晒晒太阳，以便获得足够的维生素D。

❤ 蛋白质需求量因人而异

蛋白质是人体各种酶和某些激素的主要来源，如胰岛素就是由蛋白质组成的。蛋白质还可通过葡萄糖的异生作用转化为糖，也是一种能产生热能的营养素。若人体长期缺乏蛋白质，将会导致消瘦、贫血、对传染病的抵抗力降低等情况的发生，严重时甚至危及生命。

糖尿病患者体内的蛋白质需求量可因人和病情而异。一般情况下，糖尿病患者体内的蛋白质需求量与正常人近似，为每天每千克体重摄取1克蛋白质，但病情控制不好或消瘦的糖尿病患者应适当增加，为每天每千克体重摄取1～1.5克蛋白质，儿童

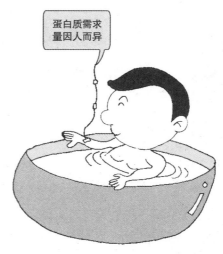

蛋白质需求量因人而异

糖尿病患者的蛋白质需求量可按每千克体重2~3克供给，妊娠5个月后和哺乳的糖尿病患者应每天比平常多增加15~25克的蛋白质摄入量。

蛋白质食物的主要来源有动物性食品，如肉、鱼、虾、乳、蛋等，这类食品的蛋白质生理价值高，利用率好，常称之为优质蛋白质；另外，还有植物性食物，如谷类，虽然含量不太高，但在我国膳食中用量较多，因此占有较重要的地位，是我们摄取蛋白质的一个重要来源。

❤ 饮食中的糖类摄入量

糖类又称碳水化合物主要作用是供给人体热能，以帮助体内脂肪的合成。如果摄入量不足，则会引起酮尿症状的发生，对糖尿病患者的病情控制十分不利。提高糖类的摄入量是指在热能不变的基础上，多摄入含糖类的食物，少吃含脂肪糖类。

谷类是糖类的主要来源，每50克白米或白面约含糖类38克，其他食物如乳、豆、水果、蔬菜中也含有一定数量的糖类。对体重正常、单纯采用饮食治疗的糖尿病患者，开始时，糖类的摄入量要控制得严些，以每天200克为宜，约折合主食250克。经过一段时间的治疗，如果血糖下降，尿糖消失，即可逐渐增至250~300克，约折合主食300~400克。

对注射胰岛素的糖尿病患者，当病情控制得较满意时，糖类可控制在约折合主食250~300克。当尿糖下降，病情稳定后，可放宽到250~350克，约折合主食300~400克。对轻体力劳动者来说，特别是老年糖尿病患者，一般以每日主食不超过300克为宜，即使暂时不能进食时，也应每日注射葡萄糖150～250克，以防发生酮症。

❤ 糖尿病患者能喝饮料吗

日常饮食中，除了吃便是喝，面对花样繁多的果汁、饮料，糖尿病患者该如何选择呢？

鲜蔬菜汁和鲜果汁。这两种果汁富含多种维生素、微量元素和膳食纤维，是糖尿病患者的最佳选择，患者在家用榨汁机榨出自己需要的饮料，但一定要选择含糖量较少的蔬菜和水果，太甜的鲜果汁会导致血糖升高，对糖尿病患者的健康非常不利。

有糖饮料和无糖饮料。目前超市里卖的饮料，一般分为甜饮料和无糖饮料。甜饮料多含糖，可造成血糖波动和体重增加，糖尿病患者不宜饮用；无糖饮料糖尿病患者可适当饮用，但也不应饮用过多。比如，美国就有人把糖尿病患病率急剧升高的原因归结于喝含糖可口可乐过多，称之为"可口可乐化"的结果。但美国有专门给肥胖、血脂异常症及糖尿病患者喝的低糖、低热量饮料，这种饮料糖尿病可以适当饮用。国内也有不少饮料不是用糖，而是用甜味剂加工制作的，这类饮料糖尿病患者也可适当饮用。

❤ 糖尿病患者应少量饮酒

对喜欢喝酒的糖尿病患者来说，让其一滴酒都不沾是非常痛苦的。那么糖尿病患者该如何安全地饮酒呢？

酒的主要成分乙醇对糖代谢的影响与患者的营养状态有关，当糖尿病患者营养状况佳时，饮酒可促使其体内血糖升高；饥饿及营养状况欠佳的糖尿病患者，饮酒则不会使其体内血糖升高，反而会使其下降。糖尿病患者体内肝糖原贮藏充足时，酒精可促进糖原分解及抑制葡萄糖利用，使血糖升高；肝糖原贮藏不足时，酒精使糖异生受阻，易发生低血糖情况。糖尿病患者体内大量饮酒可使糖耐量降低；而少量饮酒则对其影响甚微。

另外，糖尿病患者在饮酒的同时进食含糖类食物，血糖即刻升高，使病情失去控制。常饮酒而不吃食物，可以抑制肝糖原的分解，使血中葡萄糖量减少，出现低血糖症状。

因此，糖尿病患者如欲饮酒，只能少量饮用酒精浓度低的啤酒、果酒，并且避免空腹饮用。值得提醒的是，重症糖尿病合并肝胆疾病患者，尤其是正在使用胰岛素和口服降糖药物治疗的患者，要严禁饮酒。

❤ 泡米水降糖又保健

有些家庭在吃米饭、豆类食品时会先将米和豆子泡一泡，然后把泡米水倒掉，重新添入新水煮饭或熬粥。这样会使米饭或粥的口感变得更好，而且米、豆中的植酸、单宁、草酸、花青素等"抗营养成分"也会溶出，使米、豆中的营养成分能被人体更快吸收，但是对于糖尿病患者来说，泡米水却是十分有益的。

对糖尿病患者来说，米、豆中的那些"抗营养成分"可起到"抗氧化"的保健作用，如植酸和单宁能在一定程度上降低血糖和血脂的上升速度，花青素等也是强力的抗氧化物质，能大大降低糖尿病并发心血管疾病的发病率。

所以，糖尿病患者煮饭时最好不要将泡米水扔掉，如果不是自身消化功能不太健全，完全可以留下泡米水，用泡米水煮饭、熬粥。

❤ 糖尿病患者多喝水有好处

许多糖尿病患者都有口渴的症状，这是为什么呢？

原来，人体的肾脏对葡萄糖浓度起着一个阀门的作用，当血中葡萄糖浓度高于某个量时这个阀门就会开启，使葡萄糖进入尿液中，产生尿糖。而尿中葡萄糖浓度过高时，会产生一种渗透性利尿作用，使体内的水分随尿糖一起排出体外。由于体内水分过度丢失，血浆渗透压升高，刺激口渴中枢，从而使患者产生口渴的感觉。面对此种情况，除了进行一些药物治疗

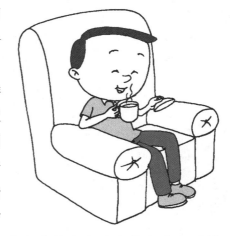

外，糖尿病患者可通过多饮水的方法补充所丢失的水分，以缓解口渴的症状。而且，多饮水还可以稀释血液，降低血液黏稠度，对于预防糖尿病血管病变的发生有很好的效果。

所以，多饮水实际上是对体内水分的补充，而且还有改善患者血液运输功能、促进血液循环、加快代谢及消除酮体等作用，不但不应限制，还应鼓励其多饮水。

❤ 常喝汽水小心糖尿病

很多人喜欢喝可乐、雪碧等含糖饮料，孰不知，常喝这些汽水的人易患糖尿病。研究发现，每周至少喝2~3次汽水的人，患糖尿病的风险比不喝或少喝汽水的人高出近四成。

即使这些甜味汽水不会导致糖尿病患者发胖，但它的危害仍是十分可怕的。分析显示，一瓶可乐中的含糖量高达40克，相当于10匙糖的分量。而且，汽水的糖分属于纯糖，能直接被人体吸收，从而对患者血糖造成影响。而蔬菜水果中的糖分需经过消化才能被人体吸收，由此可见，常喝汽水的人等于直接在吃糖。

众所周知，糖尿病患者进食过量的糖会使体内血糖升高，胰腺为了分解这些糖分便会增加胰岛素的分泌量，从而加重胰腺工作负担，造成胰腺病变，最后加重糖尿病患者的病情。

❤ 咖啡降糖还是升糖

现在越来越多的人喝起了咖啡，品味起了时尚，可也有越来越多的糖尿病患者犯起了愁。有时他们会听到周围的人说咖啡会使体内血糖骤然升高，不能喝咖啡；而有时却又听到相反的声音，说每天喝一杯咖啡会使血糖保持在一个比较稳定的水平上。那么，两种截然不同的说辞，糖尿病患者该相信哪一种呢？

有专家针对咖啡和糖尿病进行了一些研究。最后发现，咖啡的主要成分咖啡因在短期内可增加患者血糖和能量的消耗，并且会干扰人体调节血糖的能力，这对于2型糖尿病患者来说非常不利。而如果正常人长期饮用咖啡，却又能降低其罹患糖尿病的概率。

咖啡中除了含有咖啡因还含有丰富的抗氧化剂，如绿原酸和镁等，这些成分能改善人体胰岛素的敏感性，从而降低2型糖尿病的发病率。

所以，糖尿病患者喝咖啡应根据自身情况而定。

❤ 普洱茶抑制血糖升高

喝茶能抑制糖尿病患者的血糖升高，尤其是饮用普洱茶，效果更佳。

糖尿病患者经常喝普洱茶，可对糖尿病相关生物酶起到抑制作用，实验证明，随着饮用普洱茶浓度的增加，其降血糖的效果就越明显，糖尿病患者经常饮用浓度略高的普洱茶后，其血糖值基本可以保持在一个稳定状态，很少会产生变化。

除了降血糖之外，糖尿病患者连续饮用普洱茶两个月后，还有减肥的作用。而肥胖又是多数糖尿病患者的一个共同体征，如果能轻轻松松一边降血糖，一边减肥，常饮普洱茶无疑是最可靠的选择。

虽说普洱茶对糖尿病患者很有好处，但也应注意饮用方法，不同的饮用方式对降低糖尿病患者血糖有不同的效果。同等量的普洱茶，如果分次饮用就比一次饮用对血糖的控制效果好。

❤ 吉姆奈玛茶真的能把糖"杀"死吗

吉姆奈玛茶是印度医学中频繁出现的一种有治疗作用的茶

叶，两千多年前就已经成为治疗糖尿病的一种有效药物。

　　"吉姆奈玛"有"糖杀死"的意思。糖尿病患者在嚼过吉姆奈玛茶叶之后再吃糖，嘴里不会感觉到任何甜味，糖中的甜味似乎是被它杀死了一样，"糖杀死"的别名正是由此而来。吉姆奈玛茶为何会"杀死糖"呢？这是由于，吉姆奈玛茶中含有吉姆奈玛酸，这是一种含有三萜化合物构造的物质，当它覆在患者舌头上时，就会阻隔味觉器官对糖的接触，使其感觉不到甜味。但奇怪的是，吉姆奈玛酸只能阻隔味觉器官对甜味的感觉，对其他味蕾却没有丝毫影响。

　　所以，糖尿病患者想吃甜食时不妨先嚼一些吉姆奈玛茶，这样一来，哪怕是吃了糖也品尝不到甜味，时间一长，也就找不到吃甜食的乐趣了。甜食吃得少，糖的摄取量自然也会下降，糖分和碳水化合物的吸收量降低，人体内转化成脂肪的量也会减少，不仅能有效帮助糖尿病患者降糖，还能起到减肥的作用。

❤ 降血糖就用枸杞泡茶

　　枸杞又名枸杞子、血果，有滋补肝肾、明目、益面色、长肌肉等功效。枸杞被称为返老还童的灵药，这是因为枸杞对脑细胞和内分泌腺有激活和新生的作用，可增强人体激素的分泌，清除血中积存的毒素，维持体内各组织器官的正常功能。另外，枸杞中含有的一种特殊维生素，有抑制脂肪在纤维内蓄积、促进肝细胞的新生，降低血糖及胆固醇等作用。

　　糖尿病患者四季皆宜服用枸杞，可以在煮粥或煲汤时放入些枸杞，增加食物的营养。尤其是用枸杞泡茶喝，经常服用还可消除眼睛疲劳，对糖尿病并发眼病患者十分有益。但糖尿病患者服用枸杞一定要长期坚持，每天吃一点才能起到治疗的效果。

　　任何食物都不能食用过量，像枸杞这样的滋补品也不例外。一般来说，如果是用于治疗而服用枸杞的话，每天的用量应控制在30克左右。

二、降糖食物大比拼

在对饮食原则有一个深刻了解之后，面临的就是食物选择问题。对此，本节将为您列出餐桌上的降糖食物，主食、饮品、蔬菜等，应有尽有，让您无负担饮食。

❤ 适合糖尿病患者的全麦食品

在一项关于"全麦知识和购买习惯"的调查中，调查人员发现约有九成的受调查者没有摄取粗粮的习惯，平时也不去购买全麦食品。

其实，全麦食品不仅对于糖尿病患者来说是宝，正常人常吃全麦食品也是很有好处的。全麦不仅有助于控制体重、促进肠道健康，还可以有效地预防其并发多种癌症和慢性疾病。全麦中富含的膳食纤维可清洁糖尿病患者的消化壁，有效增强其体内的消化功能，并能稀释食品中的致癌物质，移除有毒物质，保护消化道。

对于糖尿病患者来说，多食

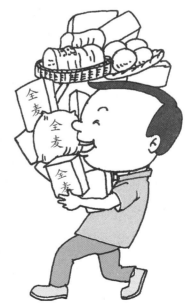

用全麦食品，可以缓解食物的消化速度，而全麦食品中的膳食纤维更能加快糖尿病患者体内多余胆固醇的排泄，调节血液中的血糖和胆固醇，使它们保持在最理想的水平，以达到控制血糖的目的。

❤ 如何正确选择全麦食品

全麦食品好处如此之多，那么糖尿病患者在生活中又该如何购买全麦食品呢？

有人认为全麦食品就是颜色最深的、包装上标着全麦标志的食品。而事实果然如此吗？其实不然。

全麦包括麸皮、胚乳和胚芽三个部分，食品中这些成分的含量必须在一半以上才可称之为全麦食品。糖尿病患者在购买全麦食品时一定要以此为购买依据，在购买之前一定要看清食品包装上标记的主要成分、配料表等。如果配料表中的首要成分明确标明是"全小麦""全麦"，那么这种食品就是全麦食品；而如果配料表中标注"多种谷物""石磨""100%小麦""有机"或"麸皮"等字样时，则说明食品中全麦的成分只有少量或者根本就不含全谷物，患者在选择时应谨慎。

❤ 适合糖尿病患者的高纤维食品

糖尿病患者应以摄取高纤维食品为主，以确保体内血糖值的稳定。高纤维饮食又称多渣饮食,指含膳食纤维较多的饮食，且饮食每天所提供的膳食纤维应不低于40克。富含膳食纤维的食品包括以下几种：

粗粮。如玉米、小米、高粱、荞麦、燕麦、莜麦、细麸和各种干豆类，这些食物中富含的膳食纤维一般在10%以上，十分适合糖尿病患者食用。

蔬菜。如芹菜、韭菜、白菜、油菜、豆芽菜、笋类和萝卜等，这些蔬菜中也含有丰富的膳食纤维，是糖尿病患者的最佳选择。

水果。多种干、鲜果品中含有很多膳食纤维，但有些水果含糖量也较高，像香蕉、柿子、冬枣等，糖尿病患者在选择的过程中应尽量避免选择这几类水果食用。

菌藻类。如木耳、蘑菇、海带、紫菜等，其中紫菜、干蘑菇和黑木耳中含有的膳食纤维高达20％以上，海藻类食品中也含较多的膳食纤维，对糖尿病患者十分有益。

食用高纤维食物可使糖尿病患者胃肠蠕动、吸收水分的功能增强，产生挥发性脂肪酸以利大便的排出，同时还能使粪便中胆汁酸排泄增多，血胆固醇水平降低，并能延缓或减少体内糖类的吸收，有通便、调脂、降糖和降黏等作用。

❤ 饮食单调可在米饭中加料

为了降低糖尿病患者热量的摄入，医生经常会建议患者吃一些低热量的食物，可是这样一来，有些糖尿病患者就会感觉饮食单调，那么，怎么解决这个问题呢？

其实，想要降低糖尿病患者摄入的热量，还有更好的方法可以选择，即在米饭里加入一些燕麦、大麦等富含大量可溶性纤维的食物煮食。

可溶性纤维食物具有很强的吸水膨胀能力，糖尿病患者吃到胃里后，遇水膨胀会形成溶胶和凝胶，可延缓胃里食糜的排空速度，使人们产生饱胀感，食入的食物便会减少，摄入的热量自然会跟着降低。

除了燕麦、大麦之外，还可以在米饭中加入海带、木耳、紫菜等富含胶质的食物煮食，这些食物能有效地抑制糖尿病患者对脂肪的吸收，间接地降低了对热量的摄入。在米饭中加入黑米、蕨菜等一同煮食，也能增强患者饱腹感，还能延缓糖在胃中的消化速度，改善糖尿病患者总是感觉饥饿难忍的情况。

❤ 食用玉米也不宜过量

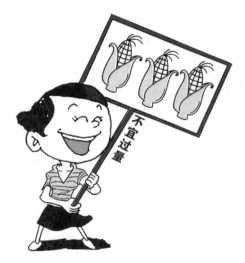

玉米和薯类食物都属于粗粮，适合糖尿病患者食用，但过量食用玉米却会导致血糖和尿糖升高。

虽说同等重量的玉米比精致大米、面粉的含糖量低得多，但是玉米中却含有葡萄糖等单糖成分。当食用玉米过量时，这些单糖成分会使肠道的吸收加快，对糖尿病患者的血糖造成一定影响。除了玉米之外，土豆在过多食用后也会对人体血糖产生影响。因此，糖尿病患者在进食这些食物时，一定不能过量，最好能与豆类、荞麦等搭配食用。

另外，食物的烹调方法也可对糖尿病患者血糖产生一定的影响，如谷类是糖尿病患者的最佳选择，但如果在食物烹调中加水稀释糊化后，谷类中的淀粉链就会被打开，大分子的聚合物转变为小分子的葡萄糖，这对患者血糖可产生严重影响。

❤ "粗"米帮助降糖

米饭是人们饮食中必不可少的主食之一，但精白米饭对糖尿病患者来说却并不是较好的选择。食用精白米饭可使人体血糖反应过高，这对糖尿病患者控制血糖和血脂是十分不利的。所以，糖尿病患者在挑选大米时要尽量挑选"粗"米，如糙米、黑米等。但糯米食品要少吃。

"粗"米中含有足够多的粗纤维，能有效地降低糖尿病患者对米饭的消化速度，还可吸附其肠道中胆固醇和脂肪等物质，对降低餐后体内血糖和血脂有良好的作用。糖尿病患者在吃"粗"米时还会不知不觉地增加咀嚼时间，减缓糖尿病患者吃饭的速度，缓慢的咀嚼可以让患者更快地产生饱腹感，控制进食量，人体摄入的糖分和热量自然就会减少。

如果单吃一种"粗"米会令糖尿病患者感到口中无味、十分不适应的话，可将多种"粗"米煮在一起，每天换着品种搭配，这样既吃出了健康，又不会使口味单调。

❤ 糙米控糖又降糖

日常生活中，人们习惯食用精致白米，其实糙米的营养价值远胜于它。糙米中富含的蛋白质，可在短时间内提供人体所需的热量。它同全麦食物相比，虽然糙米的蛋白质含量不如全麦食物多，但其蛋白质的质量却远超全麦食物。糙米的米精蛋白氨基酸组成更加安全，使人体更易消化吸收。

糙米中含有的膳食纤维比精致白米高达十几倍，对于糖尿病患者控制血糖十分有利，尤其是对肥胖型糖尿病患者益处更多。糙米中的膳食纤维可以包裹糖类，使糖尿病患者对食物的消化吸收速度减慢，对控制体内血糖升高十分有利。

糙米中还含有维生素和矿物质。糙米中的米糠和胚芽部分含有丰富的维生素B和维生素E，比精米高近10倍，能提高糖尿病患者的免疫功能，可促进血液循环，延缓衰老。粗米中的矿物质也十分的丰富，像锌、铬、锰等微量元素都可提高糖尿病患者体内胰岛素的敏感性，对糖耐量受损的人群也很有帮助。

❤ 调节血糖水平的橄榄油

橄榄油在地中海沿岸国家已有几千年的历史，被誉为"液体黄金""植物油皇后""地中海甘露"等，可用于保健、美容和烹调，营养价值非常高，其中可食用的高档橄榄油是世界上唯一以自然状态的形式供人类食用的木本植物油。

橄榄油中富含的不饱和脂肪酸，能调节和控制糖尿病患者体内的血糖水平，是其最好的脂肪补充来源。糖尿病患者食用富含橄榄油的膳食，可起到辅助治疗的作用，也有助于防止和延缓该病的发生，它会通过提升HDL胆固醇，降低血脂、血糖等方法来防止患者体内胰岛素抵抗，从而避免因此而引起的严重后果。

此外，橄榄油中的油酸对抑制糖尿病的发生也有奇效，油酸会减缓糖尿病患者胃中食物的消化速度，继而抑制患者体内血糖水平的急剧上升。而人体长期处于高血糖状态也是诱发糖尿病的主要原因之一,所以不管是健康人群还是糖尿病患者,经常食用橄榄油都能达到防治糖尿病的目的。

❤ 糖尿病患者如何食用豆类

豆类作为常见的高膳食纤维食品,十分适合糖尿病患者食用。但不同的豆类含糖量也不一样,糖尿病患者在选择时一定要谨慎,如黄豆的含糖量比较低,但含膳食纤维却很高,因此,由黄豆粉和面粉制做而成的混合食品,很受糖尿病患者的欢迎。

豆浆、豆腐等豆制品主要是用黄豆制成的,糖尿病患者只要不过量进食,就可以不计作主食。但如果患者每天进食的豆腐在200克以上,或食用其他黄豆制品在100克以上时,应适当减少其主食的摄入量。

绿豆、红豆和芸豆等豆类食品相对来说含糖量比较高,糖尿病患者进食这些豆类时应适当减少主食的摄入量,但绿豆粥、红豆粥和芸豆粥及不甜的八宝粥和米粥含糖量较低,糖尿病患者可以食用。

另外,市场上的很多粉条、粉皮等食物都是用含糖量较多的豆类或薯类制成的,糖尿病患者在食用这些食物时要适当减少主食的摄入量,这样才能保证体内血糖的稳定。

❤ 牛奶如何降血糖

牛奶作为一种营养价值颇高的饮品,已被越来越多的人所重视和接受。从经杀菌处理的纯牛奶到添加各种添加物的高钙牛奶、果粒牛奶等，都慢慢走入了平常百姓家中。

　　经过加工的脱脂牛奶十分适合老年人和高血糖人群饮用。研究发现，在进食主餐之前、之中或之后饮用200毫升牛奶，会使糖尿病患者的血糖值降低。如果将不饮用牛奶的糖尿病患者的血糖值看做100的话，那么，饭前饮用牛奶的糖尿病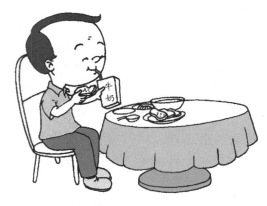患者的血糖值则是66；将牛奶与主餐同食的糖尿病患者的血糖值是69；饭后饮用牛奶的糖尿病患者的血糖值约为68。所以，饮用牛奶对糖尿病患者的血糖影响很明显。

　　另外，牛奶中含有的一些催眠物质，在调节糖尿病患者血糖的同时还会使其睡眠质量更上一层楼，使体内各器官得到更充分的休息。但糖尿病患者在空腹状态下喝牛奶，不仅不会降低血糖，还会引起消化问题，应引起注意。

❤ 糖尿病患者应慎食毛豆

　　毛豆中含有丰富的食物纤维、钾和卵磷脂等营养物质，口感颇佳，很受人们的喜爱。但毛豆中含有大量的脂肪，且含量明显高于其他蔬菜，糖尿病患者在食用时一定要控制摄入量，否则将不利于体内血糖的控制。

　　虽说糖尿病患者在蔬菜的选择上只要新鲜、含糖量较低，就不用严格要求摄入量，但像毛豆、川豆等蔬菜，尤其是做成炒菜后，糖尿病患者一定要控制对其的食入量。如果毛豆食用过多，就应相应地减少主食的摄入，以便使体内脂肪和糖分维持平衡。

除了毛豆之外，像藕这样含有较多淀粉和植物蛋白的蔬菜，糖尿病患者也要少吃，一天的摄入量最好控制在100克以内，这样才不会导致体内血糖值骤然升高。

另外，有些糖尿病患者完全把蔬菜当成降糖药，用餐时往往会选择摄入大量的蔬菜充饥，而主食的摄入量很少，或完全拒绝食用主食。其实，这样做不但不会使体内血糖降低，还有可能导致糖尿病患者营养不良，引发其他不良后果。

❤ 如何分辨无糖月饼

我们都知道，普通月饼含糖量颇高，非常不适合糖尿病患者食用。面对许多商家打出的"低糖"或"无糖"月饼，糖尿病患者又该如何辨别呢？

一般来讲，超市中推荐的低糖或无糖月饼大多数含有的是木糖醇，这种物质在人体内很难被吸收，所以，很多商家理所当然地将含有木糖醇的食品打上"低糖""无糖"等标签。即使是这样，木糖醇作为调味剂，糖尿病患者食用后也是会慢慢产生少量糖分的。

而且，目前很少有真正的无糖月饼存在，就算打着低糖口号的商家也只能做到月饼馅里不含糖，而月饼表皮含糖。还有很多无糖月饼只是月饼中不含有蔗糖、果糖等成分，并不代表其不含有糖分。还有一些月饼含有的是麦芽糖、葡萄糖等淀粉糖，这样的产品往往也会被商家打上"低糖"或"无糖"的标签，以此来混淆视听。

另外，月饼在制作过程中往往会加入过多的油脂，热量较高，糖尿病患者要严格控制食用量。

❤ 黄色果蔬降糖好

糖尿病患者常以食疗的方法辅助治疗糖尿病，控制、调整饮食结构，是其减少糖尿病并发症发生的有效办法。

研究发现，黄色的水果、蔬菜中富有大量的胡萝卜素和维生素，如黄豆、玉米等黄色食物富含维生素A和维生素D，糖尿病患者食用后可有效控制体内血糖，缓解不良症状的发生。

尽管黄色果蔬中含有较多的微量元素和营养成分，对糖尿病患者控制血糖有所帮助，但有些黄色果蔬在含有维生素的同时，还含有过多的糖分，属于高糖类食物，这样的黄色果蔬不适合糖尿病患者食用，如柑橘、香蕉等高糖分黄色食物糖尿病患者不宜多食。

❤ 麸皮营养价值高

麸皮是小麦最外层的表皮，可掺在面粉中制成高纤维麸皮面包等适合糖尿病患者食用的食品。麸皮是一种经济实惠的高纤维食品，还含有丰富的蛋白质和维生素，营养价值颇高。但其口感较差，人们不太习惯食用。

糖尿病患者在食用麸皮的时候可以采用蒸煮、加料、掺拌等多种方法，去除麸皮本身的气味，使糖尿病患者更容易接受。像超市里卖的麸皮面包、麸皮饼干等，就是以麸皮为主要成分，然后在其中加入些许糖或其他物质调和了麸皮原本的味道而制成的。

　　麸皮含有少量的糖分，但仍可作为糖尿病患者理想的高纤维食品。因为，富含高纤维的麸皮食品可延缓胃排空时间，减少糖尿病患者对食物和热量的摄入，还能降低其对胰岛素和药物的依赖，有控制血糖和肥胖的作用。肥胖性糖尿病患者尤其应多食用麸皮食品。

❤ 营养杂粮数荞麦

　　荞麦所含的蛋白质比大米、面粉高得多，从营养效价来看，如果面粉的营养指数为60，大米则为70，而荞麦则为80，个别地区所产的荞麦甚至还能达到90以上。荞麦属于高营养杂粮，十分适宜糖尿病患者食用。

　　荞麦是低脂肪食品，所含的脂肪也以油酸和亚油酸居多。油酸在人体内可以合成花生四烯酸，这种物质可降低血脂，对糖尿病性高脂血症有预防、治疗作用。除了脂肪和蛋白质外，荞麦中还含有大量的微量元素和维生素，可软化血管，降低血糖，同时荞麦还有杀菌消炎的作用，被称为"消炎粮食"。

　　值得一提的是，荞麦面中还含有一种特殊的物质——芸香苷。研究发现，芸香苷有降血脂的作用，是治疗高血压的重要药物。糖尿病性高血脂和糖尿病性冠心病的患者应经常食用荞麦，以达到控制体内脂肪升高的目的。

❤ 玉米须降压又降糖

　　玉米须是常用中药，味甘、淡，含有脂肪油、皂苷、苦味糖苷、生物碱、黄酮类、维生素等营养物质，有利尿、降血糖、降血压、抑菌、抗癌等功效。

玉米须中所含有的发酵剂，能明显地降低糖尿病患者体内的血糖值，每日食用30克玉米须，便能起到较好的疗效。食用玉米

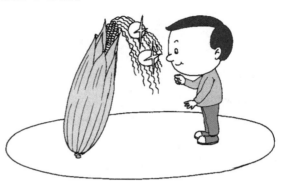

须的方法多种多样，可煎可煮，十分简便。下面就介绍一些最基本的食用方法。

玉米须30克，新鲜薤菜100克，加适量清水煎汤，去渣取汁即可饮用。每天一剂分早、晚两次饮用。此法可改善糖尿病患者的口渴症状，经常感到口渴难耐的糖尿病患者可长期服用。

玉米须30克，猪肉100克，玉米须先煎汤，用此汤加入少许盐煮猪肉，肉熟后吃肉喝汤即可。此法中的猪肉最好选用瘦肉，以免糖尿病患者服用后导致脂肪摄入过量，影响病情。

❤ 大蒜杀菌还降糖

大蒜又叫胡蒜，多年生草本植物，按皮色可分为紫皮大蒜和白皮大蒜，可食用、调味或入药。大蒜有健脾治肾、杀菌排毒等功效，还有降血脂、降血糖、降血压、防治动脉粥样硬化等作用。

大蒜中含有一定量的挥发油，其主要成分是大蒜辣素，这

种挥发油是由大蒜中的蒜氨酸受大蒜酶的作用水解产生，具有十分有效的杀菌作用，是目前发现的天然植物中抗菌作用最强的一种。此外，大蒜中还含有丰富的水分、蛋白质、维生素、微量元素等营养物质，除了气味较为刺激难闻外，大蒜的性价堪比黄金。

大蒜除了有强烈的杀菌作用外，还可促进胰岛素的分泌，增加人体对葡萄糖的吸收，提高葡萄糖耐糖量，迅速降低人体内血糖水平，是预防和治疗糖尿病的良药。

大蒜有很多好处，对于糖尿病并发眼病的患者来说，却要谨慎食用。中医认为，长期大量食用大蒜会伤肝损眼，眼病患者，尤其是糖尿病并发眼病患者应尽量少吃或不吃大蒜，以免病情加重。

❤ 菌类可替代肉类

菌类是指人们可以食用的大型真菌的总称，有些可直接食用，有些可作药用，价值颇高。

食用菌含高蛋白、低脂肪、低糖、高膳食纤维、多种维生素、多种矿物质，而不含胆固醇和淀粉，基本上集中了所有食品的优良特性，被称为"长寿食品"。

菌类蛋白质中含有的氨基酸成分与肉类、奶类、蛋类中的蛋白质成分十分相似，糖尿病患者可以多食用一些菌类，代替肉类、奶类、蛋类中的蛋白质，以保证人体成长发育中所需要的氨基酸。

另外，菌类中的维生素和矿物质还可以参与人体糖代谢，降低血糖含量、调节血脂、降低血液黏稠度。

❤ 紫甘蓝可辅助治疗糖尿病

紫甘蓝又称红甘蓝、赤甘蓝，俗称紫包菜或紫圆白菜，因其外叶和叶球都呈紫红色而得名。紫甘蓝营养丰富，含有多种维生素及一种抗氧化的营养素，可以抗衰老、抗氧化，预防动脉粥样硬化的发生，对糖尿病患者有辅助治疗作用。

除了各种维生素外，紫甘蓝中还含有丰富的纤维素，可以满足人体对纤维素的需求量，增强胃肠功能，降低胆固醇水平，控制糖尿病患者体内的热量值，调节血糖水平。另外，紫甘蓝中还含有一定量的铁元素，可提高血液中氧气的含量，有助于机体对脂肪的燃烧，帮助肥胖者或肥胖型糖尿病患者健康减肥。

紫甘蓝既可生食又可炒食，但是在炒食的时候，一定要急火重油，煸炒后迅速起锅，这样才能尽可能地不破坏紫甘蓝中的各种营养成分。

❤ 降低血糖指数的芦笋

芦笋又称长命菜或龙须菜，多年生草本植物石刁柏的嫩茎，是世界十大名菜之一，享有"蔬菜之王"的美称。芦笋味甘、性寒，有清热解毒、生津利水的功效，且低糖、低脂肪，非常适合糖尿病患者食用。

芦笋含有丰富的蛋白质、维生素和多种氨基酸，经常食用具有调节人体代谢、提高免疫力的功效，尤其对高血压、糖尿病、心脏病等具有很强的药理作用。食用芦笋可以使人体细胞生长正常化，能有效地防止癌细胞扩散，癌症患者可以经常食用芦笋进行辅助治疗。

研究发现，芦笋不仅是因为低糖、低脂肪才适合糖尿病患者食用，更重要的是芦笋中含有一种名叫香豆素的化学成分。这种成分可以帮助人体降低血糖指数，经常食用，可以使糖尿病患者的血糖水平保持基本正常，达到食疗的效果。

♥ 山药，糖尿病患者的理想食疗佳品

山药又名怀山药、淮山药，性味甘平，既可作为主食又可作为蔬菜，是物美价廉的补虚佳品。山药可以减少人体皮下脂肪的堆积，可预防类风湿关节炎及硬皮病等胶原疾病发生，有健脾、除湿、补气、润肺、固肾等功效。

山药含有丰富的可溶性纤维，食用后能推迟胃内食物的排空时间，可帮助糖尿病患者控制饭后血糖升高。山药中还含有大量的黏液蛋白，这种黏液蛋白能防止脂肪沉积，使血管保持畅通，富有弹性，能有效防治动脉粥样硬化类疾病的发生和发展，并且具有降低血糖的作用。因此，山药是糖尿病患者理想的食疗佳品。

♥ 糖尿病患者应少食山药粉

山药是糖尿病患者益食的蔬菜，可改善患者免疫功能，增强体质，预防一些并发症的发生。

糖尿病患者适量食用山药能抑制血糖升高，但山药粉却是糖尿病患者的大敌。现在很多人为了方便，从超市里买回各种豆类、山药等磨制而成的营养粉。这些营养粉容易吸收，但并

不适合糖尿病患者。山药粉中的淀粉含量过高，食用之后会迅速转化为糖，增加糖尿病患者血液中的糖分，对病情十分不利。因此，糖尿病患

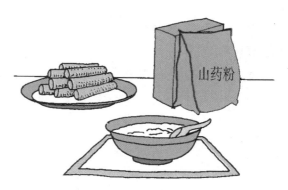

山药粉

者在食用山药时一定要食用新鲜山药，尽量少食山药制品。

❤ 葛根，蔬菜中的治糖良药

葛根为豆科植物野葛，是我国南方一些省区的常食蔬菜，味甘凉可口，常用作煲汤，也可入药。葛根含有黄酮类化合物，包括大豆苷、大豆苷元、葛根素等，这些成分能有效调理人体内分泌，协调脏腑及恢复机体代谢功能等，中医上常用于治疗"消渴症"，即糖尿病的治疗。

医学研究发现，葛根中含有罕见的植物性雌激素——异黄酮。这种物质有助于治疗高血压、高胆固醇、高血糖代谢综合征；葛根中所含的葛根素能将葡萄糖引导到对人体有益的器官中，驱使葡萄糖远离脂肪细胞和血管，对糖尿病患者来说意义重大。对于葛根的药用价值还有待继续挖掘，但其降低胆固醇、血糖的功效已被确定，是糖尿病患者宜选择的食疗蔬菜。

❤ 食用冬瓜连皮吃

冬瓜含有较多的维生素C，是一种低热量、低脂肪的家常

蔬菜，也是适宜糖尿病患者食用的蔬菜之一。

冬瓜是公认的"肥胖克星""减肥佳蔬"。冬瓜中含有减肥作用物质——丙醇二酸，能抑制糖类转化为脂肪，而起到减肥作用。冬瓜也是一种低热能的高钾盐蔬菜，食之能将体内脂肪转化为热能而减肥。对于2型糖尿病伴肥胖者来说，食用冬瓜既能减肥，又能降脂降糖，一举两得。

人们所不了解的是，冬瓜的药用价值体现在其硬皮上，糖尿病患者在食用冬瓜的时候最好连同硬皮一同食用。如果觉得皮太硬难以下咽，可以将冬瓜洗干净，连皮一同煮水当茶喝，这样一来既实现了其药用价值，也不用为食用冬瓜皮而犯愁了。

❤ 苦瓜利尿又降糖

苦瓜含有人体所需的多种氨基酸和苦瓜素，并且具有一定的药用价值。它不仅可以用于治疗糖尿病等慢性疾病，还有解暑、清热、利尿等作用。

除了含有多种氨基酸和苦瓜素外，苦瓜中还含有丰富的维生素C和钾。经常食用苦瓜能有效降低人体血糖，并有明目、防癌的功效，可谓是上佳的健康蔬菜。苦瓜之所以有降血糖的功效，是因为苦瓜的种子中含有一种特殊的蛋白质，这种蛋白质能促进人体内糖分分解，使多余的糖分转化为热量，平衡糖尿病患者体内的血糖值。

糖尿病患者往往会因为血糖无法降低而使白血球受到影响，导致人体免疫力下降，而增加糖尿病并发症的发病率。这时候，糖尿病患者就可以多吃些苦瓜，用以调节体内血糖值。

另外，苦瓜还是减肥的良方。它含有一种减肥的特效成分——高能清脂素，能有效地帮助糖尿病患者减肥，使其不需用节食等不利于身体健康的方法减肥了。

❤ 菜花可减少并发眼病的概率

菜花的含水量为90%，并含有一定量的膳食纤维、维生素和矿物质，是糖尿病患者宜选的低热量、低脂肪蔬菜。

菜花中的维生素C含量很高，长期食用对改善糖尿病病症十分有益，可以调节2型糖尿病患者的血糖，还能预防许多并发症的发生。除了维生素C外，菜花中的维生素E可以改善人体心脏功能，也可以预防一些慢性并发症的发生。

另外，菜花对眼睛的保护作用得到了医学界的肯定。糖尿病患者很容易并发眼病，已受到大部分人的关注。多食用菜花能有效预防糖尿病并发眼病的发生，这是因为菜花中含有大量的胡萝卜素和维生素A，这两种营养元素是眼睛的"保护神"，可以为眼睛补充足够的抗氧化素，防止眼睛感染病菌，减少了糖尿病并发眼病的概率。

❤ 糖尿病患者可适当食用南瓜

糖尿病患者被禁止食用各种甜食和多种水果，因为甜食和水果中的葡萄糖、蔗糖消化吸收较快，食用后会使血糖骤然升高，对糖尿病患者控制血糖十分不利。

南瓜含有较多的果胶。果胶是一种水溶性多糖，进入肠道后能抑制葡萄糖的吸收。南瓜的甜味主要来源于果糖，果糖是不会被人体利用的一种糖分。因此，南瓜与其他含糖食物相比较，更容易保持较低水平的血糖，使糖尿病患者餐后血糖水平较为平稳，不会出现血糖骤高失去控制的情况。

对糖尿病患者来说，每天食用100~200克的南瓜为宜。特别是糖尿病肾病患者必须长期食用低蛋白质类的食物，而南瓜正好符合这一点，其蛋白质含量极少，可以替代一部分主食，以达到降低蛋白质总量的目的。

❤ 适合糖尿病患者食用的丝瓜

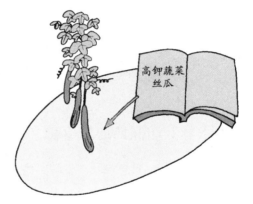

丝瓜含有蛋白质、脂肪、碳水化合物、微量元素、维生素等营养物质，属于低脂肪、低热量、低糖的高钾食品，十分适合糖尿病患者食用。

丝瓜的汁液中含皂苷、木聚糖、丝瓜苦味质、瓜氨酸及多量黏液等营养物质，均对糖尿病患者有益。糖尿病患者在食用丝瓜时，可炒食或做汤，但不宜生吃。将丝瓜去皮洗净切片后放进开水中煮汤，可以清解热毒，尤其是经常感觉到口渴咽干的糖尿病患者，不妨试一试此汤，汤中还可以加一些西红柿、绿菜叶等既调味又使人赏心悦目。

❤ 平衡血糖的菠菜

菠菜中含有大量的胡萝卜素，是人体多种维生素、微量元素的重要来源。菠菜更是因含有丰富的铁元素而被誉为养颜佳品。此外，菠菜叶中还含有一种类胰岛素类物质，其作用与胰岛素非常相似，能使血糖保持稳定，糖尿病患者宜多食用。

菠菜的食用方法有很多种，或炒或烧或做汤，但是菠菜中含有草酸成分，直接炒会影响人体对钙的吸收。因此，专家建议糖尿病患者在食用菠菜的时候最好先用水焯一下菠菜，这样便可以减少菠菜中草酸的含量，食用起来也更健康。

糖尿病患者不宜同食菠菜和豆腐，更不应将两者同煮。豆腐中含有较多的氯化镁、硫酸钙，与菠菜同食会生成不溶性草酸钙，不但会造成体内钙质流失，还可能沉积起来，最终导致结石。但如果先将菠菜用水焯一下，再与豆腐同食便会大大减少患肾结石的可能性。

❤ 水萝卜可保持血糖平稳

水萝卜也叫莱菔、罗服，味辛、甘，性凉，多水。水萝卜含有多种氨基酸、芥子油及木质素，营养丰富。可以当作水果生吃，也可以凉拌、炒食或制作泡菜，是一种易食蔬菜。

俗话说"冬吃萝卜夏吃姜，一年四季保安康"。水萝卜所含热量较少，且有丰富的纤维素，食用后能产生饱腹感，使主食的摄入量减少，有助于减肥和控制糖尿病患者体内热量摄入，平衡血糖。另外，糖尿病患者胰脏内的含锌量只有正常人的一半，而水萝卜中含有足够的锌，可以参与及帮助胰岛素的合成与分泌，稳定胰岛的结构和功能，进而保持糖尿病患者的血糖平稳。

水萝卜为寒凉性蔬菜，阴盛偏寒体质者、脾胃虚寒者不宜多食。慢性胃炎、胃及十二指肠溃疡、子宫脱垂等疾病患者也应少食萝卜，尤其是在服用人参、西洋参等补品时，不要同时吃水萝卜，以免药效相克，起不到补益的作用。

❤ 甜菊叶，糖尿病患者可食用的"糖"

甜菊叶是一种甘味料的叶子，含有一种名叫甜菊素的甜味物质，其甜味是砂糖的200倍，但是热量很低，易溶于水，被称为"无热量的代糖产品"，十分适合糖尿病患者泡茶饮用。如果糖尿病患者坚持每天饮用甜菊茶，既可达到稳定血糖的目的，还能提高机体免疫力。

糖尿病患者经常为自己的体重和不能食用甜食而苦恼，殊不知，甜菊叶正好能帮其弥补这两种遗憾。经常饮用甜菊茶可消除疲劳，降低血糖浓度。甜菊叶低热量，糖尿病患者泡茶饮用后可以控制热量和体重。

除了将甜菊叶制成甜菊茶供糖尿病患者饮用外，从甜菊叶中提取出来的甜菊糖也被广泛应用于各类食品、饮料中，也可供糖尿病患者选择。糖尿病患者如果想食用蛋糕之类的甜点时，可以亲手制作并用甜菊糖代替普通糖，食用起来也会更加健康。

❤ 糖尿病患者不宜食用蒜苗

蒜苗中含有蛋白质、胡萝卜素、硫胺素等营养成分，有杀菌、抑菌的作用，可防治心脑血管疾病，预防血栓的形成，同时还能保护肝脏，有抗癌的功效。但蒜苗却能使糖尿病患者的血糖升高，不适宜糖尿病患者食用。

很多糖尿病患者在自我检测血糖的时候发现，如果正餐食用蒜苗，餐后血糖一定会比以往高，不利于患者对血糖的控制。蒜苗中可食部的单位能量比较高，每100克可食部的能量约为38千卡，如此高的能量会增加胰岛素的需求量。蒜苗进入胃肠后消化快、吸收率高，会加快葡萄糖的释放速度，致使人体血糖升高。

　　除了蒜苗本身的因素外，不良的烹饪方式也会导致糖尿病患者食用蒜苗后血糖升高。如烹饪过程中过量用油，加入富含油脂的佐料较多等。

❤ 烤芹菜帮助降糖和减肥

　　很多人不喜欢吃芹菜，觉得不管是炒芹菜还是拌芹菜，都不是很美味，这个时候不妨试一试烤芹菜。

　　研究发现，烤芹菜的时候，芹菜会散发出一股浓浓的香味——二氮苯。二氮苯能预防血栓的形成，对心肌梗死、脑梗死等也有良好的预防作用。它还能迅速分解人体内的脂肪和蛋白质，能促进人体的新陈代谢，并能帮助糖尿病患者健康减肥。

　　芹菜中含有大量的钾，并且含水量很大，食用之后，不仅可以降血压，还很容易产生饱腹感，减少糖尿病患者的进食量，控制血糖。烤芹菜中的膳食纤维能使糖尿病患者吸收糖分的速度变慢，其血糖的上升速度也就会随之变慢，能够帮助患者保持血糖平稳。

❤ 蕹菜可预防糖尿病并发症

　　蕹菜又名空心菜，是夏秋季节主要的绿叶蔬菜之一。蕹菜富含多种维生素、矿物盐，直接炒食、作汤，清脆可品，深受人们喜爱。

蕹菜属于碱性食物，含有钾、氯等微量元素，食用后可降低肠道的酸度，预防癌症的发生。在其嫩梢中还含有丰富的钙和胡萝卜素，能有效预防糖尿病患者并发眼病。研究发现，蕹菜中含有一种胰岛素样成分，有降低血糖的作用，非常适合糖尿病患者经常食用。

蕹菜中所含有的食物纤维，能促进胃肠蠕动，可通便解毒。尤其是在夏季的时候，多吃蕹菜除了能保持血糖稳定外，还能防暑解热、凉血排毒。蕹菜的菜汁对金黄色葡萄球菌、链球菌等细菌都有抑制作用，能防止交叉感染，对糖尿病因感染而引起的多种并发症有很好的预防作用。

❤ 洋葱可利尿降糖

洋葱中含有与降血糖药甲磺丁脲相似的有机物，食用后能在人体内生成具有强力利尿作用的皮苦素。糖尿病患者如果食用则可起到降血糖和利尿的作用。

洋葱营养丰富，含有丰富的水分、蛋白质和各种微量元素，不仅脂肪含量低，还能分解食物中的脂肪，使得糖尿病患者摄入的脂肪量得到有效控制。洋葱中所含的

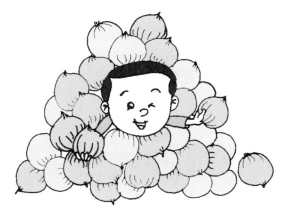

一种化合物可以有效地阻止血小板凝结，加快血液凝块的溶解速度。因此对于糖尿病并发心血管疾病的患者来说，宜多食洋葱。尤其是食用过多肉食的时候，洋葱更是必不可少的佐餐品。

国外很多人都是以甜食和肉类为主食的，但他们罹患糖尿病的概率很小，这跟洋葱有着密不可分的关系。他们在食用甜食和肉食的时候经常会搭配洋葱一同食用，不论是生食还是熟食，洋葱都能起到预防糖尿病的作用。这是因为洋葱里含有一种抗糖尿病的化合物，能够刺激胰岛的合成和释放，降低血糖。

❤ 消渴降糖的马齿苋

马齿苋是药食两用的天然野菜，又名长命菜、安乐菜、酸米菜、长寿菜等。马齿苋性寒味甘酸，有良好的抗菌作用，能清热解毒，凉血止血，药用价值颇高。

马齿苋中含有丰富的SL3脂肪酸，约是菠菜中含量的6倍。SL3脂肪酸是形成细胞膜的必需物质，尤其是脑细胞膜和眼细胞膜。因此，多食用马齿苋能促使人体大脑和眼睛的发育。眼睛干燥或患有夜盲症的人，更应多食马齿苋。

除了对大脑和眼睛有好处外，马齿苋还是一种治疗糖尿病的良药。尤其对那些经常感觉口渴的糖尿病患者，有良好的"消渴"作用。马齿苋中含有高浓度的去甲肾上腺素和二羟基苯乙胺，这两种物质能促使人体胰腺分泌胰岛素，能调节人体糖代谢，从而达到降低血糖的目的。

❤ 黄瓜、市耳降糖好

黄瓜肉质脆嫩、汁多味甘，是一种适合糖尿病患者食用的蔬菜。它可以代替某些水果，在补充营养成分的同时，还能起到降低血糖的作用。

黄瓜富含细纤维素，可以降低血液中胆固醇、三酰甘油的含量，促进肠道蠕动，能有效改善人体的新陈代谢。新鲜的黄瓜中还含有丙醇二酸，能有效抑制糖类物质转化为脂肪，是糖尿病患者不可多得的健康蔬菜。

木耳营养丰富、味道鲜美，具有很好的医疗作用。木耳中富含铁、维生素K等营养物质，能减少血液凝块、预防血栓病的发生。木耳中的胶质还可以把残留在人体内的杂质吸附集中起来，并排出体外，可以说是人体的"清洁剂"。此外，木耳所含热量较低，十分适合糖尿病患者长期食用。

黄瓜和木耳均含有丰富的纤维素，又属于低热量食物，不容易引起血糖升高，在帮助糖尿病患者控制血糖的同时，还有美容、美颜的功效，搭配食用不仅可口且降血糖效果明显。

❤ 萝卜降糖效果佳

一般人们口中常说的萝卜便是市场上卖的白萝卜。中医认为，萝卜性味辛、甘、凉，归肺、胃经，有除燥生津、利尿止渴、降脂化痰、消食解毒之功效。萝卜中含有甲硫醇、香豆酸、阿魏酸、氨基酸、维生素和矿物质，营养价值颇高。

萝卜所含香豆酸等活性成分有降血糖作用，还有降低血胆固醇，预防冠心病、高血压的作用。萝卜中含有一种促进脂肪代谢的物质，有明显地减肥作用，所以对于中、老年2型糖尿病患者来说，经常食用萝卜，对身体健康极为有利。

胡萝卜又叫红萝卜。营养学家发现，胡萝卜中含有一种能降低血糖的成分，糖尿病患者可以增加胡萝卜的食用量；胡萝卜含有琥珀酸钾盐，有降低血压的作用；胡萝卜含有大量胡萝卜素，即维生素A原，能产生大量维生素A，可维持大脑及中枢神经系统的正常运作，保护视力。总之，常食胡萝卜不仅能降低血糖，而且可防治糖尿病并发症，如高血压病、视网膜损伤、神经组织损伤等。

❤ 糖尿病患者可适量食用熊果和西瓜

众所周知，水果中一般含糖分较多，不适合糖尿病患者过多食用。但有两种水果，糖尿病患者可适当多食用一些。

熊果。熊果属杜鹃花科植物，成熟的果子为红色浆果。熊果内含有熊果酸，这种物质能降低血脂浓度，调节人体血糖，还有防癌的作用。糖尿病患者可适当食用，尤其是对血脂、血糖异常引起的肝肾阴虚、口干舌燥、失眠少寝等有明显疗效。

西瓜。这里所指的重点是西瓜皮，西瓜的含糖量虽然偏低，但果肉还是不适合糖尿病患者大量食用，而西瓜皮就不一样了，其含糖量不多，是清热解暑、生津止渴的良药。经常感到口渴的糖尿病患者、糖尿病兼高血压患者或经常出现浮肿的糖尿病患者，可适当食用西瓜皮，达到辅助治疗糖尿病的作用。

❤ 适量食用开心果可稳血糖

开心果中含有大量的膳食纤维，对糖尿病患者来说十分有利，只要每天适量食用，便可以帮助稳定血糖。

在食用开心果的时候，将果仁和果皮一起食用，有助于调节人体血液中的葡萄糖含量。开心果中的膳食纤维会附着在人体肠道内，延缓糖分进入血液，使糖尿病患者的血糖不会出现骤然升高的情况。

开心果不一定要在吃零食的时候才可以食用，糖尿病患者在食用正餐的时候适当食用一些开心果，稳定血糖的效果会更佳。另外，糖尿病患者在吃水果的时候也可以适当同食一些开心果，以延缓人体对水果中糖分的吸收，使糖尿病患者不再担心因食用水果而导致血糖骤然升高。

❤ 调节人体糖代谢的猕猴桃

猕猴桃也称毛桃、阳桃、羊桃或奇异果，其性寒，味甘、酸，具有清热生津、止渴除烦、利水通淋的功效。因其每百克果肉中所含有的维生素比柑橘高8倍，所以被称之为"超级水果"。除了维生素外，猕猴桃中还含有丰富的蛋白质、有机酸及各种矿物质，是一种营养丰富的水果。

猕猴桃外皮中的营养比其果肉稍低，含丰富果胶，可帮助人体降低胆固醇，尤其是皮和果肉相连部分是最有营养之处，食用的时候一定要注意。

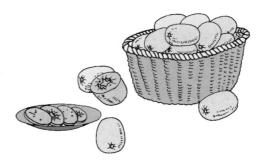

猕猴桃是糖尿病患者宜食的水果，其中所含的肌醇属于天然糖醇类物质，能有效调节人体糖代谢。同时，猕猴桃热量低，含有丰富的膳食纤维，其果肉中含有的精氨酸又可以改善血液流动，防止动脉血中血栓的形成，因此，糖尿病并发高血

压、高脂血症、心血管疾病患者也宜食用猕猴桃。

♥ 罗汉果可降低血糖

罗汉果也叫长寿果、神仙果。其性味甘、凉，有润肠通便、清肺、止渴的功效。罗汉果，含有丰富的维生素C及糖苷、果糖、葡萄糖、蛋白质及多种矿物质，营养价值很高。

罗汉果中还含有大量的膳食纤维，能有效改善体内糖代谢，对于糖尿病患者控制血糖十分有利；罗汉果中含有的丰富的糖苷，其甜度是蔗糖甜度的300倍左右，还具有降低血糖的作用，是糖尿病患者食疗的理想食物。

糖尿病患者可以挑选圆形色褐、个大质坚的罗汉果泡茶饮用。泡茶前应在罗汉果的两头各钻一个小洞，再放入茶杯中用开水冲泡，这样可使罗汉果中的各种营养物质溶解在水中，成为养生保健的理想饮品。

♥ 核桃护心又降糖

核桃又叫胡桃、羌桃，可生食，也可炒食，不仅味美，营养价值也高，被誉为"万岁子""长寿果"。它与扁桃、腰果、榛子并称为世界著名的"四大干果"。

核桃仁中含有较多的蛋白质及人体所需的不饱和脂肪酸。这些成分是人体大脑组织细胞代谢的重要物质，可促进大脑发育，增强脑功能。核桃仁中还含有较多的维生素和微量元素，能帮助人体保护心、脑血管，具有降血压、降血糖等作用。研究发现，经常食用核桃仁可以降低肠道对胆固醇的吸收利用，能有效防治动脉硬化及胰岛素依赖型糖尿病。

核桃仁是食疗佳品，有补血养气、补肾填精、止咳平喘、润燥通便等良好功效，但在食用过程中还应注意一些问题。核桃不能与野鸡肉、酒等一同食用，因核桃是性热食物，而酒也属甘辛大热，一同食用容易导致血热；有肺炎、支气管扩张等疾病的患者不宜吃核桃，以免加重病情。

❤ 肉桂，暖胃还降糖

肉桂具有药食两种价值，既可用于驱寒止痛、暖脾胃、通血脉，又可作为香料，用于肉类的烹调中。它能够重新激活脂肪细胞对胰岛素的反应能力，加快葡萄糖的新陈代谢，缓解糖尿病患者的病情。

研究发现，肉桂中含有黄烷醇多酚类抗氧化物质，能有效保持血糖水平的稳定，降低胰岛素抵抗，尤其是对2型糖尿病患者辅助治疗效果更为明显。在食物中加入一些肉桂粉让糖尿病患者食用，就会降低血糖升高的速度，还会加快体内糖分的分解速度。

肉桂虽可帮助糖尿病患者降血糖，但不宜长期或过量食用。肉桂辛热，易伤阴助火，如果出现便秘、面红目赤等症状的糖尿病患者更要谨慎食用。对于适合食用肉桂的糖尿病患者，也不能过量，一般来讲，每天的食用量不宜超过4克。

❤ 冬枣和山楂不适宜糖尿病患者食用

冬枣营养丰富，含有苏氨酸、丝氨酸等19种人体必需的氨基酸，还含有多种维生素和微量元素，能保持毛细血管畅通，对于高血压和动脉粥样硬化等病症有一定的辅助作用。

虽然冬枣有如此多的益处，但对于糖尿病患者来说，食用冬枣却不是明智的选择。冬枣中的糖分含量较高，并不利于糖尿病患者控制血糖。

山楂有重要的药用价值，一般用于健脾开胃、消食化滞。曾有人说山楂除了健脾开胃外，还可以降低血糖，对糖尿病患者十分有利，事实果真如此吗？

经营养学家分析，山楂中含有多种有机酸，富含维生素C、胡萝卜素、钙等营养成分，有软化血管、降低血清胆固醇和降低血压的功效。但对于糖尿病患者来说，山楂含的果糖过高，食用过量会直接影响体内的血糖水平。

因此，糖尿病患者在食用山楂时最好是以辅料、调料的形式出现，比如炖汤、熬粥的时候加一两颗山楂一同熬煮，将其食用量控制在安全范围内，这样便不用担心它对血糖造成影响了。

❤ 糖尿病患者要少吃瓜子和花生

许多糖尿病患者喜欢食用花生、瓜子等食品，虽然它们所含的糖分并不多，而且含有的脂肪又是不饱和脂肪酸，表面看来对血糖影响并不大，但这也仅是人们片面的认识。

瓜子营养颇高，富含维生素、蛋白质及油类，适量食用能安定情绪、防止老化，还能预防高血压、心脏病等疾病的发生。但这并不表示糖尿病患者就可以放心嗑食了。瓜子含盐分较高，长期嗑食会带走口腔中大量的唾液，唾液的缺乏对健康都是极为不利的，特别是糖尿病患者。过量嗑食瓜子，会使其中油脂转化为热量进入身体，不仅会使血脂升高，还会使一部分血脂转化为葡萄糖引起血糖升高。

花生就更不用说了，超市里的食用油很多都是花生油。它被人们誉为"植物肉"，属高油脂、高蛋白质食物，更不适合糖尿病患者食用。

♥ 糖尿病患者应适当食用海产品

海产品味道鲜美，食用之后能给人体提供大量的优质蛋白、脂肪和丰富的膳食纤维。一般来讲，海产品包括海鱼、虾蟹、贝类和海藻等，前三种动物类海产品，含有的营养成分更加丰富。除了蛋白质等营养成分外，它们还含有大量人体所需的微量元素，特别是碘元素。所以说，糖尿病患者适当食用一些动物类海产品是有利健康的。

但是，也有不少海产品的胆固醇含量超标，如每克虾皮所含的胆固醇量甚至比猪肝和羊腰子还高。这就需要糖尿病患者提高警惕了，平时不要过多食用此类海产品。相对于动物

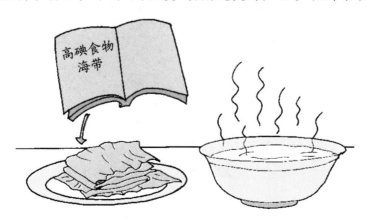

类海产品而言，海藻类等植物类海产品所含的热量及脂肪就非常少，还富含膳食纤维，是糖尿病患者宜食的一类食品，如海带、紫菜、海白菜等。

海带是一种含碘量很高的大叶藻科植物，性味咸、寒，有软坚散结、利水化湿等功效。中医将海带称之为"昆布"，有"碱性食物之冠"的美称。

海带含有丰富的蛋白质、粗纤维、无机盐、多种维生素及微量元素。多食海带不仅能预防甲状腺肿大，还能降低人体内胆固醇、血脂、血糖的水平。研究发现，海带中含有的有机碘有类激素样作用，能提高人体内生物活性物质的活性，促进胰岛素及肾上腺皮质激素的分泌，促进葡萄糖和脂肪酸在人体中的代谢，达到降糖、降脂作用。

海带中还含有丰富的钙，糖尿病并发骨质疏松症的患者可长期食用海带，帮助人体补充和吸收钙，改善糖尿病并发骨质疏松症患者的病情。海带适用于多种疾病的防治，如海带中含有的褐藻酸钠盐有预防白血病和骨痛病的作用；海带中所含的淀粉具有降低血脂的作用；海带中的甘露醇对脑水肿、急性青光眼有治疗作用等。

由此可见，不管是糖尿病患者还是健康人群，都应多食海带，以便预防、治疗以上疾病。

❤ 糖尿病患者可多食用黄鳝鱼

黄鳝鱼又称黄鳝、鳝鱼，不仅是席上佳肴，还具有一定的药用价值。中医称，黄鳝性温味甘，入肺肾二经，有补五脏、疗虚损之功效。《本草纲目》中也有对黄鳝的记载，用于补血、补气、除风湿等病症。

　　除此之外，黄鳝还可用于糖尿病的治疗。研究发现，黄鳝中可提取一种物质——黄鳝鱼素。这种物质不仅能降低糖尿病患者体内的血糖，还能自行对人体血糖进行调节，血糖值低的时候，黄鳝鱼素可以帮助升高血糖；血糖值高的时候，还可以帮助人体降低血糖，使人体内的血糖值始终保持在较为正常的范围内。

　　黄鳝鱼素的降糖作用与胰岛素十分相似，有明显的类胰岛素样降糖作用，是治疗糖尿病的一味良药。糖尿病患者一般会被限制食用肉类，但黄鳝鱼却可以多多食用，以达到治疗糖尿病，保持血糖平稳的目的。

❤ 糖尿病患者能吃泥鳅吗

　　泥鳅又叫鳅鱼，有沙鳅、真鳅、黄鳅之分，常生活在水田、池塘或沟渠的静水底层淤泥中。泥鳅为小型食用鱼类，肉质鲜美，营养丰富，属于高蛋白、低脂肪的水产佳品，素有"水中人参"之美称。

　　泥鳅体内含有一种类似廿碳戊烯酸的不饱和脂肪酸，能延缓人体血管衰老，对老年人及心血管患者十分有益。泥鳅中还含有大量微量元素，在帮助糖尿病患者降低血糖的同时，还能有效抑制糖尿病酮症酸中毒和高渗性非酮症糖尿病昏迷的发生及发展。对于糖尿病患者来说，泥鳅更是食疗至宝。

　　糖尿病患者可在日常饮食中以泥鳅做菜或烧汤，但应注意泥鳅不宜与狗肉同食，两者相克；毛蟹也不能与泥鳅同食，以免引起食物中毒。

❤ 如何做十全大补汤

十全大补汤中含有十多味中药，既是味道鲜美的浓汤，又是一款药膳，对糖尿病、高血压等患者均有补益作用。尤其糖尿病并发高血压、冠心病患者可多食用。

制作十全大补汤需要准备鸡肉100克、鸭肉100克、鹅肉100克、猪排100克、猪肘100克、花生15克、冬笋10克、大枣15克。另外还有十多味中药，白术、茯苓、党参、黄芪、白芍药、熟地黄、肉桂、当归、甘草等，在食用之前应咨询医生，具体用量因人而异。

十全大补汤具体做法为，将准备好的各种肉剁成乒乓球大小的块，与冬笋等一同放入锅中煮。各种肉放入锅中之后，将党参、大枣、花生包成纱包，投入锅中；花椒、大料与其他几种中药也一样包成纱包，投入锅中。待锅中水开后，去掉浮沫，加入盐、料酒、葱、姜、蒜等将肉煮熟炖烂即可。

❤ 适合老人儿童的鸡茸土豆汤

儿童糖尿病患者及老年糖尿病患者经常在吃上犯愁，吃得太粗，常常会引起消化不良；吃得过细，又会使血糖升高。而且老年糖尿病患者牙口又不太好，必须吃些软烂的食物才行，这样一来，可供选择的食物就更少了。如果糖尿病患者此时正在为吃什么、怎么吃而苦恼，那就一起来看看下面这道菜吧。

准备土豆300克，鸡胸肉100克，鸡蛋黄1个，面粉40克。土豆削皮洗净，放在锅中煮30分钟左右，直到土豆煮烂便可捞出。土豆放凉后，捣成土豆泥备用。将鸡胸肉剁成肉泥，与土豆泥搅拌均匀，加入蛋黄、面粉、盐等调料再次搅拌均匀，和成面团。

汤锅上火，倒入鸡汤，烧开后加入盐及胡椒粉改用小火慢慢煮沸。将和好的面团取出，搓成一条条的小段，再将其搓成球状，即成土豆球。把土豆球放在开水中煮2~3分钟，捞出再倒进鸡汤锅中，大火煮5分钟左右即可食用。

❤ 老年患者应多喝猪胰鸡蛋菠菜汤

猪胰性平、甘，可健脾胃、助消化，能养肺润燥，对消化不良、糖尿病、脾胃虚弱有一定治疗作用；菠菜性凉味甘，有滋阴补血、润肠通便、止渴平肝之功效。老年糖尿病患者胃口欠佳，消化系统经常出现问题，吃点猪胰是十分有好处的。下面就介绍猪胰鸡蛋菠菜汤的做法。

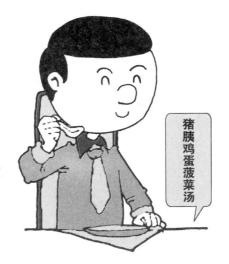

取猪胰100克，鸡蛋2个，菠菜100克，将猪胰洗净切成片，用开水焯一下，滤干水分备用；菠菜择洗干净，切成一指长的小段备用；鸡蛋打入碗内搅拌均匀备用；在锅内加入适量清水，把焯好的猪胰片放进去，待猪胰片煮熟后将菠菜和鸡蛋倒进去，搅拌均匀。盛汤前根据自己的口味加入盐和其他调味品，即可食用。

❤ 营养佳肴——黄芪猴头汤

猴头菇素来有"山珍之珍"的美誉，与熊掌、海参、燕窝并称为"中国四大名菜"，用猴头菇做汤，既美味，又能助消化、补虚损，是糖尿病患者补养身体的佳肴。

做这款汤需要猴头菇200克，鸡肉200克，黄芪20克，菜心150克，葱、姜、蒜、盐各适量。将猴头菇清洗干净，切成略厚的大片备用；黄芪清洗干净，也切成片备用。将鸡肉切成长条备用，菜心清洗干净备用。

准备工作做好后，炒锅上火，油热后将葱、姜放进去，炒出香味后加入鸡肉，待鸡肉变色后，加入少量食盐、料酒，倒入适量清水煮沸。水开后再改用小火慢炖30~60分钟，加入猴头菇片继续炖煮30分钟左右即可。

❤ 开胃暖胃的酸菜鱼片汤

酸菜具有开胃作用，可增强糖尿病患者的食欲；草鱼对血液循环有利，具有暖胃和中，明目益肠等功效。做酸菜鱼片汤需要准备草鱼一条，酸白菜200克，鸡蛋清1个，盐、料酒、葱、姜、蒜等适量。

具体做法为将酸白菜洗净，切成薄片备用；鸡蛋清加入些淀粉调成浆液备用；将草鱼刮鳞去鳃，清洗干净后，将鱼肉剔下，切成薄片，将葱、姜、蒜、料酒等与鱼片腌在一起，3~5分钟后将鱼片取出，均匀裹上蛋浆备用。

炒锅上火，加入适量清水，放入葱、姜，待水煮沸后葱、姜捞出，放入酸菜。待酸菜的味道煮出来之后，将鱼片下入锅中，鱼片煮熟即可。此汤清香爽口，如果在清水中加入些牛奶，制成奶汤，则味道更佳。

❤ 减肥降糖的苦瓜瘦肉煲

苦瓜是减肥、降糖、降血压的最佳蔬菜，糖尿病患者经常食用可除烦止渴、清热祛火。对于肥胖型糖尿病患者而言，苦瓜更是天然的减肥良药，降糖的同时还可减轻自己的体重，一举两得。

在做苦瓜瘦肉煲时，需要准备猪瘦肉80克，苦瓜100克，盐、淀粉、油均适量。将苦瓜清洗干净，横向切成一指长的圆筒，挖去里面的瓜瓤，瘦肉剁成馅，填进苦瓜筒中。炒锅上火，倒入油，油热后将苦瓜筒放进去略炸一会儿，捞出将油滤干，再放入砂锅中，加入适量清水煮，水开后，改用小火炖1~2个小时左右，苦瓜炖烂后即可起锅。喝汤前，可加入适量盐及其他调味品。

做这道菜时需要注意，有些患者往往会先将苦瓜焯一下，去掉苦瓜的一些苦味后再做菜，其实这样做会大大降低苦瓜降糖的效果，若想达到良好的食疗效果，不宜去掉苦瓜的苦味。

❤ 适合糖尿病患者的三豆饮

三豆饮中的三豆主要是绿豆、红小豆及黑豆。绿豆和红豆都有利尿消肿、清热解毒、除烦止渴的功效。三豆饮非常适合糖尿病患者饮用。

取绿豆、红小豆、黑豆各30克左右，清洗干净后一同放入锅中煮，待三种豆子煮熟烂透时便可食用。我们知道豆类不太容易煮烂，所以，在煮三豆饮之前，最好能将三种豆子浸泡一段时间。例如早上想煮三豆饮，最好是头天晚上临睡前就把豆子泡在水里。这样一来，早上只需十几分钟便能喝到可口的三豆饮了。

食用三豆汤时应注意，红豆与鲤鱼同食的时候会产生较强的利尿效果，糖尿病并发肾病的患者如果出现水肿现象，宜同食红豆与鲤鱼，如果无水肿现象，还是应岔开时间食用红豆与鲤鱼，以免体内水分流失过多。

❤ 防治视网膜病变就吃胡萝卜鲍鱼粥

糖尿病患者常见的并发症就是视网膜病变，一旦发生视网膜病变就会出现视物模糊、视力下降等症状，病情严重者还会引起失明，影响日常生活。这道胡萝卜鲍鱼粥中，既有富含维生素的胡萝卜，又有养肝明目的石决明等中药，非常适合糖尿病并发视网膜病变的患者食用。

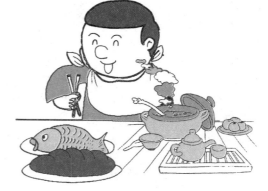

制作这道胡萝卜鲍鱼粥需要用到胡萝卜100克，鲍鱼20克，糙米20克，石决明50克。如果患者家中没有鲍鱼，也可用蚌肉代替，只是量要稍微多一些。材料准备好之后清洗干净，将胡萝卜、鲍鱼、米及石决明一同放入锅中，加入适量姜片同煮。大火烧开后，再改用小火煮1~2个小时即可。

在食用这道粥时，糖尿病患者应注意，不宜与山桃、鸡肉、牛肝等食物一同食用。石决明与山桃一同食用，不仅不会养肝明目，还会导致双目失明。而鲍鱼与鸡肉、牛肝相克，也不宜一同食用。

❤ 适合儿童患者的山药南瓜粥

现在，越来越多的儿童也患上了糖尿病，这跟不健康的饮食习惯和不良的生活习惯密不可分。儿童一般爱吃甜食，可一旦患上糖尿病，与"甜"有关的食物就会被禁止。当孩子哭闹不休的时候，妈妈可以做山药南瓜粥给孩子吃。

做山药南瓜粥，自然要用到山药和南瓜，山药是降糖佳品，南瓜中含有的纤维素也对糖尿病患者十分有利，两者加起来，不仅美味，还能起到降糖的作用。除了山药和南瓜，还需要准备一些粳米。将米洗净后用冷水浸泡30~50分钟，山药和南瓜清洗干净切成小块备用。米下锅，待水煮沸后，加入山药和南瓜，水再次煮沸后，改用小火慢慢熬煮，直到米烂粥稠即可盛出食用。

❤ 适宜并发肺结核患者吃的菜

糖尿病并发症颇多，肺胃阴虚患者容易并发肺结核及支气管炎。这类患者经常出现口干口渴、干咳无痰、多饮多食、日渐消瘦等症状，日常生活中宜食一些清肺养胃的食物，如豆腐、木耳等。

　　做一道菜给糖尿病并发肺结核的患者食用。准备豆腐100克、香菇20克、木耳20克。香菇、木耳等浸泡在冷水中2个小时左右备用。豆腐切成小块备用。待香菇、木耳泡好之后，油锅上火，油热时放入豆腐，炒出香味后加入适量清水，将香菇、木耳一同倒进去，盖上锅盖，小火焖20~30分钟即可起锅，起锅时加入适量葱、盐等调味品即可。

　　在食用这道菜时应了解，木耳不宜与野鸭和田螺同食。如果同食会影响消化系统，易引发消化不良。

❤ 肥胖型糖尿病患者吃什么菜

　　肥胖型糖尿病患者在日常饮食中应以低糖、低脂肪为主，以达到降糖、减肥的效果。紫甘蓝富含多种维生素及微量元素，且含糖量低，十分适宜糖尿病患者食用。卷心菜有清热除烦、解渴利尿等功效，还含有丙醇二酸，能阻止人体内脂肪的形成，两者合用，便为肥胖型糖尿病患者宜选用的佳肴。

　　醋溜紫甘蓝，主要用料就是紫甘蓝和卷心菜，糖尿病患者可以适当食用。将紫甘蓝和卷心菜清洗干净，切成细丝，加盐腌制20~30分钟。取香叶、醋和少量芥末，加入适量清水后一同放入炒锅内，小火煮5分钟左右，去渣留汁。腌好的紫甘蓝和卷心菜滤去水分，与汁调拌，搅拌均匀后即可食用。

❤ 适宜糖尿病患者的猴头菇烧海参

　　猴头菇烧海参不仅味道鲜美，而且具有降糖的功效，是一道适合糖尿病患者食用的菜肴，下面看一下它的具体做法。

做菜前先准备猴头菇300克，海参200克，火腿150克，料酒、葱、姜、盐适量。将猴头菇清洗干净，切成薄片备用；海参泡发，清洗干净后去掉两端，切成条状备用。分别将猴头菇和海参在开水中焯一下，捞出滤干水分备用。

汤锅上火，加入鸡汤煮开，将猴头菇片放入鸡汤中，炖约5分钟，将火腿、海参、葱、姜等一同倒入锅中，再煮2~3分钟即可出锅食用。需要注意的是，在食用海参时，不宜食醋。海参与醋相克，两者合用，不利于身体健康。

❤ 降血糖的茯苓豆腐

茯苓具有抗菌利尿的功效，还对血液和消化系统有利。做茯苓豆腐需要准备豆腐400克，茯苓25克，松子仁30克，胡萝卜50克，香菇25克，鸡蛋1个，调味品适量。

豆腐切成方块，香菇、胡萝卜清洗干净切成薄片，鸡蛋只取蛋清并搅拌均匀，备用。豆腐块码好摆平，分别撒上茯苓粉、盐，抹一层鸡蛋清，将香菇、胡萝卜、松仁等摆在豆腐上面，上锅蒸10~15分钟关火取出。

最后，在炒锅内加入水、盐及料酒，待水开后勾芡，浇在蒸好的豆腐上即可食用。这道菜除了能降低血糖，还有减肥的功效，特别适合肥胖型糖尿病患者食用。

❤ 预防并发症的墨鱼鸡块

墨鱼中含有复合糖质，能有效抑制肿瘤生成及生长。墨鱼中还富含降低血压和胆固醇的腺嘌呤衍生物，对糖尿病并发高血压等病症有良好的预防及辅助治疗作用。

做这道菜应准备鸡腿300克，白菜300克，香菇150克，墨鱼200克，葱、姜、盐、料酒等适量。将鸡腿清洗干净，加入盐、姜及料酒腌制20~30分钟。白菜、香菇等洗干净后切成块状，墨鱼划开几刀后放入沸水中焯一下备用。

炒锅上火，倒入适量的鸡汤，加入葱、姜、蒜后将鸡汤烧开，放入鸡腿小火煮约30分钟。鸡肉熟透后，加入香菇、白菜、墨鱼等，继续小火煮10分钟左右即可起锅。如果想将鸡肉炖烂，需增加焖煮的时间。这道菜很适合儿童及老年糖尿病患者食用。墨鱼不宜与茄子一同食用，否则会引发霍乱。

❤ 烩双菇具有降糖功效

这里的"双菇"指的是蘑菇和香菇，非常适合年老体弱、糖尿病并发高血压、动脉硬化患者食用，有补气益胃，降脂、降糖的功效。

在制作烩双菇之前，应先准备好蘑菇和香菇，蘑菇300克，香菇80克，盐、味精等调味品适量。香菇最好选用干香菇，这样泡香菇的水也可以做到菜里，味更浓，营养更加丰富。

把干香菇放在温水中浸泡30~60分钟，泡发后清洗干净备用。蘑菇清洗干净备用。炒锅上火，待油热后，将洗好的香菇倒入炒锅中翻炒，炒出香味后倒入蘑菇，然后将过滤后的泡香菇水倒入锅中，加入盐等调味品熬煮。待汤汁渐浓，煮沸后，即可勾芡起锅。

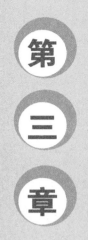

第三章

让运动帮你降降糖

医学专家认为，合理的运动可以改善人体内的糖代谢，从而降低血糖，如果长期坚持可以减少对降糖药物的依赖。但是糖尿病患者不宜进行大量或者过激的运动，一定要量力而行。本章特为您介绍了针对糖尿病特征而制定的运动原则，还为您推荐了一些运动方式，教您安全降糖。

降糖

就 这 么 有 效

一、了解运动降糖的知识

运动降糖的优势不言而喻，但是运动对糖尿病究竟可以产生怎样的帮助呢？运动前、运动中、运动后又有哪些注意事项呢？本节为您一一讲解。

❤ 运动能维持血糖正常水平

当人在休息的时候，主要是以脂肪和葡萄糖的燃烧当作肌肉的能量来源，而进行剧烈运动时，肌肉血流增快，毛细血管扩张及血管张力降低，肌肉中氧的供应量增加。肌肉的能量来源则是以肌糖原和葡萄糖为主。

可见，运动可以使人体内血糖保持正常水平，一方面增加葡萄糖的消耗，另一方面为了满足人体的需求，又促使葡萄糖增加。这一过程可以理解为运动使葡萄糖的产生和利用达到了平衡，以保证体内血糖总值保持不变。在运动的最初时，胰岛素的分泌会减少，为了保证身体内葡萄糖的供应，血循环中的升糖激素则会升高，使肝脏有足够数量的糖原分散并促使糖异生，保证肌肉组织中的葡萄糖需要，并使血糖维持在正常水平。

另外，在运动时，胰高血糖素的分泌也十分重要，它能使肝糖输出增加，同样维持了血液中葡萄糖的正常值。

❤ 运动对糖尿病好处多

对糖尿病患者来说，适当的运动可以将血糖值保持在较为正常的水平上，对健康十分有益。

运动可以增强糖尿病患者的体力和机体的抵抗力，还可以消除其大脑皮质的紧张状态，对控制糖尿病病情十分有益。当糖尿病患者在运动时，心功能指数上升，肺活量增加，可改善和增强呼吸循环系统及内分泌系统功能，有效减少糖尿病并发心血管的发生率。

另外，有很多糖尿病患者的主要致病原因是过于肥胖。这类患者在进行饮食治疗的同时更应进行适当的体育运动，以达到减轻体重、控制血糖的目的。过于肥胖会降低体内组织细胞对胰岛素的敏感性，当体重保持在正常范围内时，糖尿病患者日常所服用的药物会减少而血糖却没有出现大幅度上升或下降，一直保持在较为正常的水平。当然体重正常的糖尿病患者也应坚持体育锻炼，以防止病情恶化。

❤ 糖尿病患者运动时应注意什么

糖尿病患者在进行运动疗法时应遵循特定的运动原则，并依据患者的年龄、性别、病情轻重、生活环境、兴趣爱好等制订具体的运动计划。

首先，体育锻炼必须持之以恒。糖尿病患者在进行运动疗法时必须长期坚持才能达到治疗目的，因此在进行体育锻炼时应坚持一贯性，除了发生急性病症时要停止运动外，其他时间最好不要间断。

其次，糖尿病患者运动应循序渐进。根据不同的病情和体质选择不同的运动方式后，由慢到快，由少到多，逐渐加大运动强度。老年糖尿病患者可以选择散步等强度较小的运动方式进行体育锻炼，而年轻人则可以选择跑步、骑自行车等强度较大的运动。

❤ 运动也分类型和强度

运动疗法分为全身运动和静止运动两种。全身运动能增强肌肉组织血流量和心肺功能；静止运动能增强人体肌力，提高末梢组织对胰岛素的敏感性。

糖尿病患者体质较弱，而且存在个体差异，因此，运动强度应根据其自身的情况灵活掌握。轻型糖尿病患者可以选择跑步、游泳等消耗体力过快的运动方式，起初运动时间以10分钟左右为宜，随着体质的增强，慢慢增加活动量，并延长活动时间。

对于年老者或较重型糖尿病患者，运动量应控制在较低水平，且时间不宜过长，以免降糖不成反伤身。

糖尿病患者一旦开始进行运动疗法，就应长期坚持下来，这样才能取得强身健体降血糖的效果，切不可三天打鱼两天晒网。

❤ 选择最适合自己的运动量

糖尿病患者应长期坚持运动，可多少运动量才算合适，应坚持多久才能达到锻炼身体、控制血糖的目的呢？目前来说，评定多少运动量才算合适，国际上通用的方法完全是靠糖尿病患者运动后的个人主观感觉来决定的。

　　若糖尿病患者在运动后感觉精神饱满，体力充沛，并且入睡快，醒来后精神状态良好，则说明运动量是适宜的。适宜的运动量能在稍事休息后，令糖尿病患者有继续参加运动的欲望，不会感觉到疲惫不堪，精神不振。如果运动量过大，糖尿病患者则会有头晕眼花，胸闷气短等感觉，身体非常得乏累，甚至令患者晚上无法入睡，使糖尿病患者在第二日不想再进行体育锻炼。

　　出现这种状况时，糖尿病患者就应考虑减少运动量，直到感觉身体能适应为止。运动量不足也很好判断，如果患者在运动后身体无发热感，或是没有出汗现象，则可断定为运动量不足，可适当增加运动量。

❤ 运动前的准备工作有哪些

　　糖尿病患者应根据自身病情，制订适合自己的运动计划。计划定好后并不表示就可以马上开始运动了，不管是糖尿病患者还是健康人群，都要在运动之前进行热身。而糖尿病患者除了热身运动，还要做一些其他的准备工作，以避免在运动中发生意外。

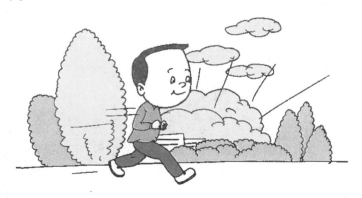

首先，应该选择好运动时所穿的衣服和鞋子。糖尿病患者应穿上宽松舒适的运动衣裤和富有弹性的运动鞋，最好再穿一双吸汗的棉袜。运动之前，糖尿病患者可进行一次血糖监测，如果血糖＞16.1毫摩/升应停止运动，此时强行运动会导致体内代谢紊乱，加重糖尿病病情。

其次，糖尿病患者在运动之前最好喝些开水，保证体内水分充足，然后进行几分钟的热身运动之后再开始运动。这样不仅能达到运动的目的，还能避免对身体造成不必要的损伤。

❤ 运动中应时刻注意血糖变化

糖尿病患者在运动过程中应密切关注自己的血糖情况，如果有低血糖症状发生，一定要马上停止运动，进食一些含糖类食物，使体内血糖恢复平衡。

如果糖尿病患者想改变运动方式或增加运动量及运动时间，最好每隔10分钟或者是20分钟就测一下自己的血糖，确定活动量及活动时间自己的身体是否能承受。一旦血糖值出现异常，就应立即停止该项运动。如果糖尿病患者在运动中出现胸闷、头晕眼花、心跳缓慢、血压下降等情况，这有可能是运动量过大，导致的心脑供血不足，需要立即停止运动，卧床休息。另外，如果是糖尿病并发心脑血管疾病的患者在运动过程中出现了以上情况，应立即送往医院进行诊治。

❤ 运动结束后的注意事项

糖尿病患者在运动结束后不要立即停止，而是应再进行一些恢复运动或整体运动，如做些抬腿、伸臂等伸展练习。如果进行的是跑步运动，则要在跑步之后再步行一段时间，直到身体各项功能差不多恢复到运动之前的水平。

运动结束后糖尿病患者也应立即自测血糖。这是因为运动时肌肉要消耗葡萄糖，而运动结束后，肌肉还会从血液中摄取葡萄糖来重新储备肌糖原，但肌糖原的储备时间较长。也就导致了很多时候在刚结束运动时，糖尿病患者并没有出现异常，但几个小时后却发生了低血糖。因此，在进行时间超过30分钟强度较大的运动后，不管身体有没有出现低血糖反应，糖尿病患者都应在运动后主动加餐，避免发生延迟性低血糖。

另外，运动之后最好能冲个热水澡，这样不仅可以促进血液循环，还能使身体功能较快恢复，容易入睡。

❤ 有些糖尿病患者不宜运动

并不是所有糖尿病患者都适宜进行运动疗法，如酮症患者就不宜进行体育锻炼。除了酮症患者，以下几类糖尿病患者也不适宜采用运动疗法：

当糖尿病患者空腹血糖＞16.1毫摩/升，出现了严重的空腹高血糖时，不宜进行体育锻炼；血糖忽高忽低波动异常，即高血糖与低血糖频繁交替出现，这一类糖尿病患者应先查清楚血糖波动的原因，症状改善后再进行运动；伴有严重的高血压、缺血性心脏病的糖尿病患者应停止体育锻炼，因为运动会加重心脏负担，此类糖尿病患者在运动时很有可能诱发心绞痛甚至是心梗；出现足部溃疡、间歇性跛行、下肢动脉血管闭塞等神经病变的糖尿病患者也不适合进行体育锻炼，日常生活中也应避免增加下肢负担；糖尿病并发眼病的患者应避免过量或剧烈运动，因为此类糖尿病患者在运动后往往会诱发眼底出血，严重的还有可能造成大出血，导致失明。

❤ 运动疗法应注意什么

运动疗法是糖尿病治疗中十分重要的措施之一，但因糖尿病患者病情的特殊性，所以在运动中应比普通人群更加谨慎，以免引发意外。

有些糖尿病患者在运动时或运动后会出现低血糖现象，因此，糖尿病患者最好是在饮食后1个小时再进行体育锻炼，并且要准备一些含糖食物，一旦运动中出现低血糖现象可以马上食用补充体内糖分。接受胰岛素治疗的糖尿病患者在运动时应注意，注射胰岛素的部位最好改在腹壁处皮下，因为这里运动度较低，可避免胰岛素吸收过快引起不适。另外，当糖尿病患者出现酮症时，应避免进行运动。有微血管病变的糖尿病患者在运动时也应特别小心，不应进行剧烈的运动，最好以步行或其他轻型体力活动为主。

糖尿病治疗，并不是单一的运动疗法或药物治疗便可以达到满意效果的，饮食治疗、运动治疗、药物治疗，几者必须结合在一起，长期坚持，血糖才会逐渐平稳。

❤ 过度运动应防酮症酸中毒

有些糖尿病患者认为只要控制饮食、积极锻炼就能将血糖控制在较理想的水平，于是安排大量的体育锻炼项目，每天除了吃饭、睡觉、工作以外，就将时间全部用在了体育锻炼上。久而久之，不但血糖控制不理想，还有可能引发酮症酸中毒，导致严重的后果。

事实上很多糖尿病患者平时都会忽略运动的重要性，没有养成良好的运动习惯，突然参与运动或进行剧烈的体育锻炼，会使身体产生一种应激反应，继而产生一种与胰岛素对抗的激素，使血糖骤然升高，引发急性并发症，如酮症酸中毒。

❤ 运动疗法降糖效果好

运动疗法是糖尿病患者不可缺少的治疗方法之一。使用运动疗法，可促进人体内各组织利用葡萄糖，从而降低血糖和尿糖水平，并能减少人体胰岛素的需求量，减轻胰脏的负担。

当糖尿病患者在运动时，人体肌肉细胞摄取葡萄糖的能力会增强，肌肉周围会产生类似胰岛素样作用的物质，能有效促进细胞对血糖的摄取。由于肌肉的收缩，肌肉周围还能产生一种载体蛋白，专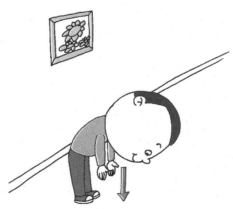门转运葡萄糖，这种载体蛋白能促进葡萄糖的分解，即使是体内胰岛素含量不足时也不会停止分解。

运动疗法正是通过这些机制降低血糖、减少尿糖的。现在很多年轻的糖尿病患者主要从事脑力劳动，严重缺乏体育锻炼，因此，运动疗法显得尤其重要。长期坚持运动疗法可提高人体对胰岛素的敏感性，使糖尿病患者减少胰岛素及降糖药物的用量，不仅能控制血糖，还能延缓多种并发症的发生。

❤ 糖尿病患者不能空腹运动

运动疗法配合严格的饮食控制及药物治疗，一般都能将糖尿病患者的血糖控制在较理想的水平。但有些糖尿病患者却在进行运动时出现了一些不良反应，这是为什么呢？

调查发现，这些患者中大多数都喜欢早晨空腹锻炼，而事实上空腹是不适宜进行运动的。空腹运动会使糖尿病患者发生低血糖反应，极易导致晕眩或昏迷。特别是女性患者，她们食量较小，身体摄入的热量本来就不多，如果再空腹运动，很容易因低血糖而昏倒、昏迷。

当发生低血糖反应时，患者会感觉心悸、乏力、出虚汗、手抖，严重时还会产生晕眩的感觉，大脑反应开始迟钝。低血糖一般是由饥饿或血糖过低引起的，不过精神刺激、情绪波动及过度劳累也可引起低血糖。空腹运动会使身体处于过度疲劳状态，导致身体不适。喜欢晨练的患者应在运动前少量进食，并随身携带一些含糖的食物，避免发生意外。

❤ 如何计算标准体重

生活中，体重超标的人越来越多，对健康十分不利，也成为导致糖尿病发作的重要原因之一。因此，保持标准的体重不只是健康人群应关注的问题，糖尿病患者更应重视起来。

保持标准体重是控制糖尿病病情的上策，过于肥胖或过于消瘦，对糖尿病患者都不是好兆头。糖尿病患者可以用体重指数来判断自身体重是否正常，它是通过计算人体身高与体重之间的比值大小来计算体重指数的一种方法。

计算公式如下：

体重指数（BMI）=患者体重(千克)÷身高$(米)^2$

当然还有一个更简单的计算公式，即标准体重的计算公式。

标准体重（千克）=患者身高(厘米)-105

根据此公式计算出标准体重后，再结合患者实际体重来判断其正常与否，若实际体重在标准体重数的±10%以内，就属正常；若实际体重超过标准体重的10%～20%，就属于肥胖；若实际体重超过标准体重的20%以上，就属超肥胖；若实际体重低于标准体重的10%～20%，就属于体重减轻；若实际体重低于标准体重的20%以上，就属于消瘦。

❤ 不要让忙成为阻碍运动的借口

糖尿病患者体质较弱，能参与的体育锻炼本已不多，可仍有许多患者还是找各种各样的借口，拒绝进行体育锻炼。日常生活中我们常听到的借口是：工作太忙，没有时间。

这一类糖尿病患者多以中青年为主，他们的病情较轻，因此在很多时候忽略了体育锻炼的重要性，觉得自己每天工作已经十分繁忙，根本没有时间进行体育锻炼。还有一部分患者则觉得工作中的体力活动已经消耗了大量体力，将体育锻炼与工作混淆在一起，感觉没必要再进行体育锻炼。

事实上，工作中的体力活动并不能使身心得到放松，相反的还会因过重的工作压力使身体和心理处于高度紧张的状态。

这个时候，为了放松身心，缓解病情适当的体育锻炼是很有必要的。没有大把的时间进行体育锻炼，5分钟、10分钟的时间应该能很容易挤出来，每天多挤出几个5分钟、10分钟，一天时间下来，运动的时间也不少，同样可以达到运动降糖的效果。

❤ 不同人群应选择不同的运动项目

运动可根据体内氧代谢的状况分为"有氧运动"和"无氧运动"，大多数糖尿病患者适宜进行散步、太极拳、体操等强度小、节奏慢、运动后心脏跳动又不会过快的普通有氧运动。需要注意的是即使是强度小的有氧运动，糖尿病患者也应根据自身情况有选择地进行。

从事脑力劳动的糖尿病患者容易患上神经衰弱、偏头痛等病症，因此应选一些有利于大脑功能的运动，如游泳、爬山等。伴有肥胖的糖尿病患者因其体力、耐力都较差，并且容易发生关节韧带损伤，因此应选择一些强度较小、较轻松的活动项目，如散步、骑自行车等。

老年糖尿病患者身体素质较差，生理功能减退，所以也应避免选择强度大的运动项目，最好以步行、太极拳等有氧运动为主，体质较好的老年糖尿病患者可以爬爬山，但要注意运动量不要过大。

❤ 哪些运动方式最适合糖尿病患者

日常生活中可选择的运动方法多种多样，但并不是每种都适合糖尿病患者。糖尿病患者在选择运动方式时，应根据自身的年龄、身体情况和糖尿病类型与程度等具体情况而定，可以先询问主治医师，听从医生的建议选择最适合自己的运动方式，避免在运动中身体受到不必要的伤害。

　　一般情况下，适合糖尿病患者的运动方法主要有散步、做操、太极拳、游泳、跑步等，其中最安全的锻炼方法是散步，这也是最容易长期坚持下来的运动方式。另外，步行还包括快速步行和慢速步行，运动的速度和强度各不相同，糖尿病患者在步行时可先慢后快，从小运动量开始，慢慢加大运动量。

　　工作较忙的糖尿病患者可以利用上、下班的时间步行上班或回家，将运动融入日常的生活中，这样的运动方式比较容易被快节奏的生活所接受，使糖尿病患者轻轻松松就能达到锻炼身体的目的。

❤ 运动前应先进行热身活动

　　在进行体育锻炼时一定要遵循一定的程序，循序渐进地进行，这样才能避免对身体造成损害，达到增强体质的效果。糖尿病患者也不例外。

　　首先，在锻炼之前，糖尿病患者应先做一些准备活动，比如活动一下四肢、甩甩手、伸伸腿等，使全身的柔韧性调动起来，

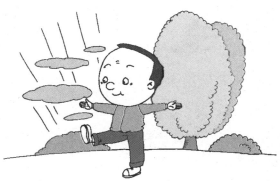

为接下来的运动做足准备。准备工作做好后，便可根据患者自

己制订好的计划开始运动了。运动不可过激也不能太小，激烈的运动会导致血糖失控，而运动量太小又达不到强身降血糖的效果，因此，运动的强度糖尿病患者一定要把握好。

运动结束后，切忌马上停下所有活动坐下或躺下休息。在运动结束后，应做一些缓慢地整理活动，使心率和血压慢慢降下来，避免因突然停止运动而引起头晕、晕厥等不良后果。

❤ 家务活≠体育锻炼

女性糖尿病患者中有一部分是家庭主妇，她们洗衣做饭整天忙碌着。于是就觉得这一天已经够累了，而且做家务也算是一种体力劳动，体育锻炼能免就免了。事实上，这样的想法是不正确的，家务活并不等同于体育锻炼。

虽然家务活十分繁琐、劳累，几乎将这些患者的时间全部用尽，但有关专家发现，做家务活其实消耗的热量很少，属于一种轻体力劳动并不能达到健身强体、控制血糖的目的，更不能代替体育锻炼。另外，糖尿病患者做家务不可过于劳累。适当的家务劳动对身体确实有益，但如果过于繁重，则会使糖尿病患者的精神和体力长期处于疲劳状态，最后使身体不堪重负有可能加重病情。

因此，做家务也要适量，不要一直闷在屋子里忙东忙西，要抽出时间进行一些体育锻炼，如饭后散散步、早起做个操等。

❤ 维生素抵消锻炼成果

运动疗法是糖尿病患者增强体质的必要手段，适当的体育锻炼不仅能使患者心脏功能增强，还能改善患者的糖代谢功能，使血糖保持在较平稳水平。

糖尿病患者在运动过程中会生成氧自由基堆积在体内。氧自由基被认为是不利于健康的代谢生成物，恰好维生素的抗氧化功效正好可以"净化"运动中所产生的氧自由基，于是很多糖尿病患者习惯在运动时服用一些维生素，想达到"净化"的效果。

但最新研究发现，具有抗氧化功效的维生素能抵消运动中所产生的积极效应。体育锻炼可以使糖尿病患者的胰岛素敏感性增强，而如果在运动时服用了维生素C、维生素E和维生素F时，这种积极效应便会被抵消，反而有可能降低胰岛素敏感性，使体育锻炼变成了无用功。

❤ 糖尿病足患者也要适量运动

糖尿病足是糖尿病的并发症之一，是由合并神经病变及各种不同程度末梢血管病变而引起的下肢感染、溃疡形成及深部组织的破坏。糖尿病足主要分开放性病变和非开放性病变两种。足部发生溃疡、感染、坏疽等病症，则是开放性病变；而神经病变、血管病变则归属于非开放性病变。原则上来讲，开放性病变的糖尿病足患者是不适合进行运动的。

非开放性病变的糖尿病足患者只要合理安排运动量及运动时间，适当的体育锻炼是有益的。糖尿病足患者在运动前首先要选择舒适、合适的鞋，因糖尿病足经常因病变引发足部畸形，使得足部很容易受到挤压，不利于病情发展。因此患者在选择鞋子时，应以不产生压迫感为宜。适量的运动后，患者应仔细地检查足部有无红肿或受压的痕迹，如果有则说明鞋子不合适，如果发现皮肤有破损、溃疡现象发生，则应立即更换合适的鞋子并到医院就诊。

❤ 糖尿病性神经痛患者如何运动

糖尿病性神经痛是糖尿病常见的并发症之一，症状特征为自发性、顽固性剧痛。疼痛可发生在躯体任何神经，常见于富含交感神经纤维的部位，很多时候还伴有明显的血管自主神经症状和皮肤营养障碍。

患有糖尿病性神经痛的糖尿病患者在进行体育锻炼之前最好先咨询医生，让医生帮您全面检查脚、眼睛和心脏的情况，根据医生的诊断结果安排运动计划。在征得医生同意后，糖尿病性神经痛患者可以进行低负荷的运动，如游泳。游泳不会对足部、膝盖等部位形成较大压力，非常适合肥胖或神经痛患者。

另外，并非只有高强度的运动才能达到较好的锻炼效果，像瑜伽等无氧运动，也能使患者享受到运动的乐趣，而且此类运动更适合糖尿病性神经痛患者。

❤ 糖尿病并发眼疾患者能运动吗

糖尿病眼部病变也是糖尿病常见的并发症之一。一般有白内障、青光眼及糖尿病性视网膜病变三种。并发眼疾后，糖尿病患者经常为视力模糊、看不清东西而苦恼，体育锻炼更是很少进行。其实，对于眼疾患者，适当的体育锻炼还是十分有必要的。

　　眼部病变不同程度地损害了糖尿病患者的视力，因此患者在运动时更应格外小心，除了要注意避免剧烈运动外，还应谨慎选择活动环境，避免碰撞、跌倒事件发生。剧烈运动可使糖尿病并发眼疾患者血压升高，继而使眼压上升，增加玻璃体、视网膜出血的危险性，对患者十分不利。

　　另外，像举重、俯卧撑、仰卧起坐等运动，糖尿病并发眼疾患者也不宜进行。这些运动会使胸腹部肌肉持续收缩，静脉回流受阻，导致眼静脉压上升，容易出现眼压突然增高的症状。

❤ 老年糖尿病运动时应注意什么

　　运动疗法是糖尿病患者基本治疗方法之一。适当的体育锻炼不但有利于糖尿病病情控制，还是防治其并发症发生的有效方法。尤其是老年糖尿病患者，常伴有一种或多种并发症，适当的体育锻炼显得尤为重要。

　　老年糖尿病患者机体顺应性变差，反应能力下降，各种并发症渐渐缠上身，所以在运动的时候应选择强度小并且动作缓慢的运动方式，如散步等。并发心脑血管疾病的糖尿 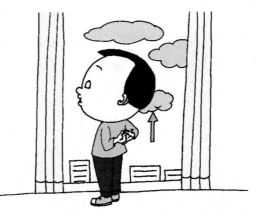 病患者在运动前应做足热身运动，避免进行长时间、剧烈的运动，以免血压升高，诱发心绞痛甚至心肌梗死或脑梗死等。运动中动作应轻缓，避免出现碰伤、扭伤等意外。运动过程中如果感觉头晕眼花、心悸、疲惫时应立即停止运动，若情况严重应立即到医院诊治。

对胰岛素特别缺乏的老年糖尿病患者，在胰岛素补充充足之前不适宜进行体育锻炼，以免发生危险。另外，血糖不稳定、糖尿病肾病的老年糖尿病患者应在医生的严格指导下进行运动，运动中一旦出现不良反应应立即就医。

❤ 老年患者运动中易发生骨折

老年糖尿病患者身体虚弱，在运动过程中很容易出现各种各样的意外。崴个脚、擦破点皮儿，对一般人群来说，不是什么大事，但对于糖尿病患者，尤其是老年糖尿病患者，可能就会因为这小小的一点损伤，而引发大问题。

当老年糖尿病患者在运动过程中跌倒或扭伤发生意外时，应立即停止运动进行检查。如果皮肤表面没有明显的擦伤，受损部位也能活动自如，没有胀痛及红肿的现象时，一般问题不大，患者可自行处理。如果患者感觉受损部位有明显疼痛感，且皮肤表面擦伤较重，就一定要去医院接受详细的检查及治疗。

另外，老年糖尿病患者容易患上骨质疏松症，可能就是这样轻微的一次碰撞，便会导致骨折。所以，一旦受损部位有剧烈疼痛感时，患者一定要跟医生说明，确认是否发生骨折，以便及时进行治疗。

❤ 妊娠糖尿病患者的运动方法

孕妇不管是在怀孕前还是怀孕后患上了糖尿病，都被称为妊娠糖尿病。妊娠糖尿病的运动方式存在很强的个体差异，不宜采用正规的运动疗法进行治疗，应在医生的指导下进行。

日常生活中，妊娠糖尿病患者应进行一些对孕妇和胎儿安全的运动，像跑步、跳跃等剧烈的体育活动应禁止进行。妊娠糖尿病患者适宜选择较舒缓、有节奏的运动项目，如散步、体操等。每次运动量不应过大，运动时间也不应太长，如果是采取散步的运动方式，时间应在30分钟左右，不宜太长也不宜太短。

另外，并不是所有妊娠糖尿病患者都适合运动，有习惯性流产史及先兆流产的妊娠糖尿病患者应先保胎，体内胎儿稳定后，经由医生同意才可进行少量的运动。合并有妊娠高血压综合征、血糖波动较大或出现糖尿病急性并发症的妊娠糖尿病患者也不宜进行体育活动。

❤ 儿童糖尿病患者的运动方法

现在，糖尿病已经不再是中老年人的专利了，儿童也渐渐迈进了糖尿病的大军中。儿童天性活泼，爱吃爱玩爱动，所以血糖不太容易控制，但家长也可以利用儿童的爱玩爱动的天性，让儿童在运动中维持血糖平稳。

儿童糖尿病患者的运动疗法基本与成人一样，既不能少运动，也不能多运动。运动可以产生热量并控制体重，增强肌肉对胰岛素的敏感性，不论是成年糖尿病患者还是儿童糖尿病患者，运动疗法都是必不可少的降糖妙法。

但儿童糖尿病患者在运动时应注意，一定要根据自己的情况选择最合适的运动。有些家长认为，儿童本来就喜欢玩、闹、蹦、跳，运动量较大或运动时间过长并没关系的。孰不知，过度运动也可能会能加重儿童糖尿病患者的病情。儿童糖尿病患者应在运动后微出汗，以感觉轻松愉快、稍感乏力为宜，休息片刻后乏力感便可消失，次日体力充沛，这样才能达到锻炼身体并控制血糖的目的。

二、常见的健身降糖法

　　运动不仅可以防治糖尿病，还可以强身健体。但是很多人没有时间进行体育锻炼，针对这种现状，本节为您提供了一些简便易学而且不用花费过多时间的运动方式，帮您随时随地运动降糖。

❤ 散步运动最安全

　　散步是最简单易行的体育运动项目，适合平时运动时间较少且患有慢性疾患的糖尿病患者，尤其是老年患者。有研究发现，每天散步30分钟，是治疗糖尿病的"良药"。

　　轻松愉快的散步可以使心跳加快，每天进行30分钟，可以强健心脏，增强人体体质。对糖尿病患者来说，运动能提高肌糖元和血液中葡萄糖的利用率，患者在运动了10分钟左右时，消耗的糖元和葡萄糖会急剧增加，运动的时间越长，运动量越大，葡萄糖的利用率也就越大，人体血糖浓度降低得也就越快。

　　刚开始进行体育锻炼的糖尿病患者在散步时也应先慢后快，时间从短到长，逐渐增加。最好的方法是将一天的运动合理分配为几等份进行，如早上先散步5分钟，中午再散步10分钟，晚上再将时间增加到20分钟。

❤ 哪些糖尿病患者适合跑步

跑步是一种方便灵活的锻炼方式，已日益成为人们强身健体的主要方式之一。无论是慢跑还是快跑，都比步行和散步强度高，所以糖尿病患者在进行跑步运动时应适当地缩短跑步时间，运动强度也不宜过高。

跑步运动可以起到锻炼心脏、保护心脏的作用，还有促进人体代谢、控制体重、预防动脉硬化等功效。但不同年龄、不同体质的糖尿病患者应采取不同的跑步方法，或快或慢、或长或短要根据自身情况来定。在跑步过程中一定要严格掌握运动量，避免在运动中造成损伤。

跑步锻炼适应于体质较好的中青年糖尿病患者和轻度糖尿病患者，对于糖尿病并发冠心病、高血压、高血脂等病症的糖尿病患者来说，不适宜进行跑步锻炼，应选择强度较小的步行运动。

❤ 适宜糖尿病患者的游泳锻炼

游泳锻炼是很多糖尿病患者首选的运动项目，可增强人体神经系统功能，改善血液循环，增强体质，改善关节状况，可谓是好处多多，对糖尿病也有良好的治疗效果。

游泳是减肥的"良方"，肥胖型糖尿病患者最适合选择游泳进行体育锻炼，既能保持血糖平稳，又可减轻体重。经常游泳的人不仅精力充沛，还能使心肺功能增强，体脂水平明显下降。当水没至人体腰部时，身体只需承受体重的50%；当水没

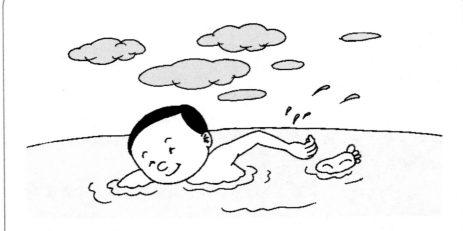

至颈部，则只需承受体重的10%。此时，身体各个关节、肌肉和其他组织结构受到的重力震荡几乎为0，对于膝、足关节有问题的糖尿病患者来说，游泳是一项理想的运动。

另外，游泳还可提高机体免疫力，增强糖尿病患者的体质，对其下肢和心血管系统也十分有益，还能改善胰岛素抵抗，是对糖尿病患者有益的运动项目。

❤ 游泳中应注意什么

游泳作为一种运动形式，适用于大多数糖尿病患者，最好能长期坚持下来，毕竟不管是什么运动，只进行一两次是达不到增强体质、辅助治疗糖尿病的作用的。糖尿病游泳的最佳时间应在饭后半小时至一小时之间，空腹或睡前不宜进行游泳运动。

游泳时，最好以不觉吃力，游后心率约为（170-年龄）次/分为宜，感到疲劳后应立即休息。若休息后体力能很快恢复则表示运动适量，如果休息后仍感到疲惫，则应立即结束游泳，下次进行游泳运动时要注意减少运动强度及运动时间。

　　因为游泳会消耗大量的体力和葡萄糖，所以糖尿病患者在游泳时最好携带一些糖块、饼干等含糖食物，在发生低血糖时能及时补充体内糖分。另外，有些患有糖尿病并发症的患者并不适合游泳，应选择其他运动项目，如足部溃疡、高血压、心脑血管等严重并发症。

♥ 降低血糖的运动操

　　运动疗法是糖尿病治疗中不可缺少的方法之一，可以有效地控制糖尿病病情，使患者的血糖水平逐渐平稳。但有些糖尿病患者并不适合做较为剧烈的跑、跳运动，这时候，除了散步、慢走等体育运动外，患者还可以选择做做操，既不用跑跳，也达到了锻炼身体的效果。

　　糖尿病患者两脚自然站立，两脚间距离略宽于肩，收腹，挺胸，两手自然垂放于身体两侧，保持呼吸匀称；两腿慢慢并在一起，双臂抬起呈侧平举姿势，手心朝上；双臂慢慢回屈，以手指触碰到肩部为宜；慢慢还原，双臂伸直，然后伸至前方，与胸部同高；两手手指交叉相握，手臂用力往两侧拉扯约10秒钟，拉扯过程中以手不要松开；糖尿病患者自然站立，左手放在腰间，右手向上抬过头顶，身体微微向左侧屈，还原，右手放在腰间，左手向上抬过头顶，身体微微向右侧屈，如此反复4次。

　　此操有利于控制血糖，还能增加肌肉对血糖的摄取和利用。运动之后，肌肉和肝脏会摄取大量的葡萄糖以补充糖原消耗，所以血糖自然而然便会降下去。当然，在降低血糖的同时，还能增加胰岛素的敏感性，促进胰岛素分泌。

❤ 糖尿病患者应常做的体操

体操是糖尿病患者的运动方法之一。不过体操也分很多种，糖尿病患者在选择的时候应尽量挑选动作较缓慢、强度较低的体操。下面介绍一种轻、中度糖尿病患者做的体操，以供参考。

（1）糖尿病患者双脚并立，缓缓蹲下，吸气；慢慢还原并起双脚，呼气。重复6次。

（2）糖尿病患者分开双脚站立，两手相握放在腹部，做顺时针方向运动。重复6次。

（3）糖尿病患者双臂侧平举坐在椅子上，右手上举，上半身左侧屈；慢慢还原，双臂侧平举，左手上举，上半身右侧屈。重复6次。

（4）糖尿病患者屈膝坐在地上，双腿微张。上半身慢慢向右侧屈体，左手碰到踝部为止，呼气；慢慢还原，吸气；双腿微张，上半身向左侧屈体，右手碰到踝部为止，呼气。重复6次。

❤ 降糖运动操

在做此操之前，糖尿病患者最好先慢走10分钟左右，慢走时步幅尽量迈大，时快时慢，使腿脚完全活动开。热身运动以感觉身体发热、微微出汗为宜，若10分钟后还没有发热及出汗的感觉，可适当将时间延长。

热身运动后，糖尿病患者双脚并立，面朝墙壁站在离墙壁约有1臂长的位置。然后双臂慢慢平举，抵住墙壁，身体反复做前倾、复原运动，使双臂自然屈伸。连续屈伸双臂30次左右。糖尿病患者双脚自然站立，双脚距离约与肩同宽，然后做半蹲或全蹲动作，蹲下后约停1~2秒，再还原。连续蹲坐30次左右。

做完以上两个动作后，糖尿病患者可休息3~5分钟，体力恢复后再继续接下来的动作。糖尿病患者双腿并立，背对墙壁站于离墙壁约1臂长的位置。身体先向前倾，弯腰，双手自然下垂，最好能触碰到地面或脚面；身体复原，然后向后仰，双手举过头去，以手指接触到墙壁为宜。连续前屈后仰约30次左右。

♥ 减臀降糖操

糖尿病患者采用卧姿，仰躺在床上。双脚自然张开约与肩同宽，双手自然平放在身体两侧。患者双脚微微用力，抬起膝盖使之弯曲，然后深吸一口气，吐气的同时用力挺腰。吸气时腰部再缓缓放下，吐气时，腰部再用力挺起，连续做20~30次。

在做完以上动作后，稍稍休息片刻，依旧采用卧姿，俯趴在床上。双手弯曲托放在下巴处，脚尖尽量伸直。深吸一口气后，臀部暗暗用力，吐气的同时，用力抬起左脚，略停一会儿，再慢慢放下左脚，改抬另一只脚。需要注意的是，在抬脚的时候，腿部不能弯曲，应保持伸直状态。

糖尿病患者采用卧姿，俯趴在床上，双脚自然分开并伸直，双手自然放于身体两侧，深吸一口气。在吐气的同时，将手脚向上用力抬起，使全身肌肉伸展。在抬脚的时候，膝盖不能弯曲，双腿要保持伸直状态。

❤ 适合老年患者的健身操

轻叩牙齿也健身。糖尿病患者经常叩齿可使牙齿变得坚固，并能促使唾液分泌，能预防牙疾，帮助消化，有治疗牙龈炎、消化不良等病症的作用。具体做法是：每天起床后，闭口叩白齿30下左右，再叩门齿30下左右，再叩犬齿约30下，待所有牙齿都叩一遍后，最后用舌头轻舔牙周5圈即可。需要注意的是，口腔糜烂、牙龈脓肿的患者不宜进行叩齿操，应在疾患痊愈后再进行。

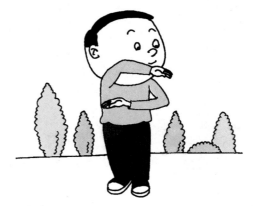

推拉操。推拉操可调理胃肠功能，能有效防治消化系统疾病及心血管系统疾病。有高血压、动脉硬化等隐患的糖尿病患者最适合练习此操。练习此操时，应采取坐姿，糖尿病患者坐于床上，双腿并拢足尖朝上伸直，双臂伸直，掌心朝向双脚的方向做推的动作。一边推，上身一边向前俯，同时呼气，手掌推不动时，再向回拉，同时吸气。此操每天早晚各做1次，每次推拉40次左右为宜。

❤ 俯爬转腰操

俯爬操。此操可增强人体内脏器官功能，尤其能加强四肢的耐受能力，使周身血液循环得到改善，久坐不运动的老年糖尿病患者最适合做此操。开始做操前，糖尿病患者应四肢着地，然后四肢做爬行动作，可以直线向前或向后爬行，也可按照其他轨迹爬行。在做俯爬操时应注意，做操的空地应选在洁净无水、较为平坦的地面，切忌坑坑洼洼，避免发生意外。另外，糖尿病伴有冠心病、高血压的患者不适宜做此操。

转腰操。转腰操最大的好处就是能调节大脑神经功能，还可改善胃肠道功能。神经衰弱、便秘及消化不良的糖尿病患者可以练习此操，缓解以上症状。糖尿病患者坐在椅子的前三分之一部位，双手置于膝盖处，舌头抵在上腭，然后以腰为轴，分别向左向右旋转身体。旋转时，上身应尽量向前俯趴，腰部弯曲，使每个动作都做到位。左右旋转各30次左右，持续10分钟为宜。

❤ 蹬弹运动操

糖尿病患者双脚站立，双脚距离约与肩宽，双手垂放于身体两侧，开始做操时，双手慢慢移到身体前方，掌心向上做托起动作，直托到下颌处，在托起的同时，患者做踮脚动作，足跟部慢慢抬起。双手托到下颌处微停一会儿，然后再慢慢将手掌朝下，做下压动作，足跟也同时回落。

稍微休息一下后，糖尿病患者回归原位，双手依旧放在下颌处，并将足跟踮起。准备动作做好后，糖尿病患者缓缓做吸气与呼气动作。在做吸气时，膈肌会慢慢提升，呼气时又会逐渐降回原位能起到锻炼膈肌的作用。糖尿病患者双脚自然站立，先迈出左脚，摆成弓步，做出使劲蹬的动作，然后双臂慢慢展开平举，左右做后弹动作。后弹动作结束后，糖尿病患者便可收回左脚，再将右脚迈出，摆成弓步，同样后蹬，双臂平举并后弹。

❤ 踩木棍操和向后走

踩木棍操。踩木棍可以改善下肢血液循环系统，锻炼下肢肌肉，对防治糖尿病血管病变及下肢萎缩有奇妙。糖尿病患者在做操时可坐在椅子上，然后双手手掌朝下，平放在大腿上，双脚踩在木棍上，前后来回滚动，在滚踩过程中，一定要前至脚趾，后至脚跟都踩到木棍，这样才能有效果。当然，糖尿病患者也可以左右脚分别单独做此操，效果是一样的。

向后走。老年糖尿病患者每天在散步时，除了可以向前走，还可以向后走。向后走能锻炼到腰背部的肌肉，使腰背部的肌肉进行有规律的收缩和松弛，能改善人体腰部的血液循环。此法适用于腰肌劳损等症，对四肢关节也有调节作用。需要注意的是，在进行退步走的时候，患者应尽量选择宽敞、平坦的场地，最好有同伴陪伴进行。在向后迈步时，身体重心应后移，每次约走20分钟即可。

❤ 简单凳子操

一把小小的凳子也是能防治疾病的。凳子操可锻炼全身肌肉，能有效防治肌肉萎缩、神经衰弱等症，轻松易行，十分适合老年糖尿病患者操作。具体做法如下：

糖尿病患者双手拿凳，双臂伸直，然后双臂微微弯曲，深吸一口气，直到手臂完全放下时，再呼出一口气。一手拿凳，双臂平举，向两边伸展，然后双臂缓缓拢于胸前，换另一手拿凳，双臂向两边做伸展运动。

糖尿病患者坐在凳子上，双脚微开略与肩宽，坐好后，上半身慢慢向左倾斜，左手抵住地面，右臂慢慢弯曲，移动到腋窝处为宜。动作结束后，重新坐直，上半身慢慢向右倾斜，右手抵住地面，左臂慢慢屈至腋窝处。在做此动作时，身体倾斜时应呼气，坐直时应吸气，保持呼唤顺畅。糖尿病患者重新坐在凳子上，然后双臂抵在凳子表面，使身体慢慢用力离开凳面，保持3~5分钟后，再缓缓坐下。

❤ 上身牵拉操

牵拉运动不仅限于腿部，忙碌一整天后，糖尿病患者的身心都处于疲惫状态，除了腿，像颈部、肩部和背部，也都需要进行牵拉运动。

颈部牵拉。头部位于双肩之上，在做颈部牵拉时应先低头，向下看，使头部向胸部方向转动，然后再抬头回归到原位。向上、向后看，使头部慢慢后仰，保持一段时间后回归原位。向一侧肩部方向看，回归原位后再看另一侧肩部。

肩部牵拉。将双手缚于身后，上抬双臂，用力，呼吸，缓慢放下，松开。

背部牵拉。一条腿伸直坐于地上，另一条腿弯曲，弯曲的大腿跨过伸直的大腿，使足部着地紧贴直腿的膝部，呼吸，缓慢向直腿方向弯曲躯干，不断地转动头部向身后看，保持肩部松弛，颏部水平，通过将肘部紧靠在弯曲一侧大腿膝部的内侧面，拉直身体，然后缓慢松开，将双腿放于地面上休息一下，随后重复牵拉另一侧。

❤ 双臂伸展降糖操

这一动作十分简单，只要将双臂伸展开就可以，做法有些类似牵拉运动。具体做法如下：

患者自然站立，上体微向左转，左手翻掌向下，左臂平屈胸前，右手向左上画弧，手心转向上，与左手成抱球状；眼看左手。右脚跟进半步，身体重心移至右腿，上体先向右转，面向右前方，眼看右手。

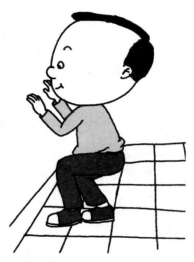

左脚稍向前移，脚尖点地，成左虚步姿势，然后上体继续向左转，面向前方，双手随转体分别向右上、左下分开，右手上提停于右额前，手心向左后方，左手落于左胯前，手心向下，指尖向前；眼平视前方。

需要注意的是，在做这一系列动作时，胸部不要挺出，两臂都要保持半圆形，左膝要微屈。身体重心后移和右手上提、左手下按时动作要协调一致。

❤ 预防糖尿病足的转脚操

糖尿病患者最害怕的就是发生并发症，尤其是糖尿病足，一旦发生，轻者只能进行小幅度移动，重者需要进行截肢手术，有可能完全丧失走路功能，令患者忧心不已。

其实，糖尿病患者只要在平时多转动脚部，就能有效预防糖尿病足。转动脚部随时随地都能进行，坐着看电视的时候、躺在床上的时候及挤公交车的时候，都可以转动脚部，以改善脚部血液循环，达到防病治病的目的。

将左腿伸直，足脚脚尖微微向上翘起，脚跟随着脚尖的动作向外做蹬的动作，然后脚尖再慢慢向下放平，如此反复运动，左右脚交替进行。做完这个动作后，接着将脚背绷直，分别向脚内、脚外做画圈动作，在画圈时，小腿应保持不动，动作要缓且匀，以免扭伤脚部。

❤ 不要小看拍手运动

简单的拍手动作也能治疗糖尿病。这您相信吗？专家告诉我们，在我们的手上，有很多穴位，当我们在拍手时，就会振动这些穴位，使我们身上的寒气及浊气通过指尖排出体外，达到防病治病的效果。

另外，拍手还可以提高人体免疫力，提升体内阳刚之气，使人胃口大开，心旷神怡。研究发现，糖尿病患者在坚持拍手一段时间后，在饮食控制的基础上，血糖指数会逐渐恢复正常，十分神奇。

拍手也有很多种方法，最基本的拍手就是两手展开，手掌对手掌，手指对手指，用力的拍击。在这里需要注意的是，如果想用拍手这样简单的动作治疗疾病的话，一定要在拍手的过程中使出最大的力气来，这样刺激才够大，才能起到强身健体、降低血糖的目的。

❤ 变掌运动也降糖

这一方法主要是运用手掌来进行身体运动，招式简单，适合老年糖尿病患者或不宜进行高强度运动的糖尿病患者。

患者自然站立，身体重心移至右腿上向右转，左脚尖里扣；左手经腹前向右上画弧至右肩前，手心斜向后，同时右手变掌，手心向右前；眼看左手。上体慢慢左转，身体重心随之逐渐左移；左手由脸前向左侧运动，手心渐渐转向左方；右手由右下经腹前向左上画弧至左肩膀前，手心斜向后；同时左脚靠近右脚，成小开立步姿势；眼看右手。

上体再向右转，同时左手经腹前向大踏步画弧至右肩前，手心斜面向后；右手右侧运转，手心翻转向右；随之左腿向左横跨一步；眼看左手。

在做此项运动时，身体转动要以腰脊为轴，松腰、松胯，不可忽高忽低。两臂随腰的转动而运动，动作要自然圆活，速度要缓慢均匀，以免发生扭伤。

❤ 腿部牵拉降糖操

牵拉运动可以缓解糖尿病患者肌肉的紧张度，使身心在一天的疲惫中放松下来，糖尿病患者应每天进行牵拉运动，尤其是小腿部位。

牵拉运动要求糖尿病患者在进行时应尽量保持缓慢、平稳的节奏，多进行深呼吸，不能剧烈地上窜下跳。在给腿部进行牵拉运动时，糖尿病患者可以选择在墙边进行。

糖尿病患者面对墙，离墙约0.3米远，一只脚位于另一只脚的前端，脚趾笔直冲向前方，保持双脚前后着地的动作，然后弯曲前膝，身体缓慢前倾，前臂靠在墙壁上，后腿的脚后跟紧贴地面。然后换腿，用另一条腿将上面的动作再做一遍，双腿交叉重复进行以上动作，以无痛感为宜。

❤ 降低血糖的踢腿运动

很多时候，糖尿病患者都会发觉即便是坐着，腿部也会发生肿痛现象，这个时候，不妨试着做做踢腿运动，增强体质的同时也能起到降低血糖的作用。

糖尿病患者自然站立，左手手心向上并前伸至右腕背面，两手相互交叉向两侧分开并向下画弧，手心斜向下；同时左脚提起向左前侧方迈步（脚尖略外撇）；身体重心前移，右腿自然蹬直，成左弓步；眼看前方。两手由外圈向里圈画弧，两手交叉合抱于胸前，右手在外，手心均向后；同时右脚向左脚靠拢，脚尖点地；眼看右前方。接着，两臂左右画弧分开平举，肘部微屈，手心均向外；同时右腿屈膝抬起，右脚向右前方慢慢蹬出；眼看右手。

糖尿病患者在做此运动时，身体要保持平稳，不可前俯后仰。两手分开时，腕部应与肩齐平。蹬脚时，左腿微屈，右脚尖回勾，劲使在脚跟上。

❤ 常踢毽子能降糖

踢毽子距今已经有两千多年的历史，是一项简便易行、运动量适中的体育活动。踢毽子可以运动到腿部及脚部，且运动量不大，十分适合糖尿病患者。

糖尿病患者很容易因为运动不足而导致微循环、血管问题，引发糖尿病足及下肢萎缩，严重影响患者的生活质量。

而踢毽子正好可以锻炼下肢，令下肢肌肉的协调能力逐渐变强，增加肌肉及相应关节的柔韧性。

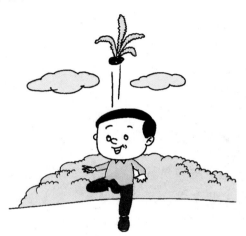

踢毽子运动可以一个人单独进行，也可以几个人一起进行，在一踢一跳间，不仅锻炼了腿部肌肉，还能使身心感到愉悦。如果是几个人一起踢毽子，当接住毽子时，心情畅快；当毽子落地时，大家心中哗然，完全调动着大家高昂的情绪，在运动的同时还能起到调节心态的作用。由此可见，踢毽子能有效防治糖尿病的发生及发展。

❤ 预防并发症可赤脚走路

有关专家经多年研究发现，赤脚走路更能锻炼双脚，使双脚强健有力，脚弓更富有弹性。与穿鞋者相比较，赤脚者脚部受伤的概率明显较穿鞋者小，而且也很少发生摔跤、跌撞。

专家说，赤脚走路时，地面的砂粒物体会对脚底产生良性刺激，使脚底变得越来越敏感，神经末梢也会变得越来越灵敏，对外部因素能快速产生应对反应，减少脚部伤害。而鞋子会使人的脚弓变得塌陷，使脚弓弹性减弱，灵敏度降低，走路时很容易被障碍物绊倒。

另外，赤脚走路还能在脚与地面接触时，将人体内的废气、病气由脚底排出，有益身体健康。而现代人的鞋子鞋底越来越厚，脚和地面的地气根本无法接触，这也是越来越多现代人身体处于亚健康的原因之一。糖尿病患者体内病气、废气更多，如果能长时间坚持赤脚走路的话，不仅能锻炼到小腿肌肉，改善血液循环，预防微血管病变及糖尿病足，还能使体内的病气得以排解，对身体十分有益。

❤ 爬行运动对糖尿病患者有益

学动物四肢着地爬着走，对糖尿病患者是十分有好处的。尤其是患有糖尿病并发心脑血管疾病及并发高血压的患者，四肢着地爬着走，不仅能改善血液循环，还能降低血压。爬行对防治心脑血管疾病及高血压十分有效。

大量事实证明，人们患上高血压的原因之一，就是直立行走。因为直立行走会使全身血管加速收缩，使血压上升，这样就不能保证全身各部位的供血，久而久之诱发了高血压。而糖尿病患者最易出现的并发症也是高血压。四肢着地爬行，则可有效预防及调节高血压，使糖尿病并发高血压患者的血压水平慢慢变得平稳，不再为并发症苦恼。

如果您觉得爬行运动有些不雅，也可以试着每天晚上睡觉前将脚抬高于头部，这样做能使脚及腿部的血液流回心脏及肺部，也能有效改善血液循环系统。

❤ 爬楼梯也降糖

现代人一般居住在高楼大厦中，面对一层层的楼梯，很多人都会选择乘坐快速又省力的电梯。事实上，爬楼梯是一项非常实用且强身健体的有氧运动。

经常爬楼梯可增强心肺功能，使体内血液流通顺畅，还能改善微血管循环系统，预防及治疗糖尿病血管病变。对于肥胖型 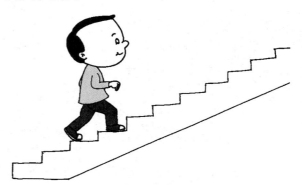 糖尿病患者来说，爬楼梯不仅可以帮助平稳血糖，还有减肥的效果。爬楼梯可消耗大量的脂肪，相同时间内，爬楼梯所消耗的热量基本与登山时所消耗的热量持平。另外，爬楼梯还能使人身心放松，令神经系统处于休息状态，利于患者保持良好的睡眠质量。

在爬楼梯时，糖尿病患者，要量力而行。尤其是有心肺疾病的患者，在开始爬楼梯时，应缓慢匀速进行，且时间不应太长。等经过一段时间的适应后，再逐渐提高爬楼梯的速度及时间。

❤ 降糖的养身功

养身功可使人精神抖擞，情绪稳定。练习养身功不仅能增强糖尿病患者体质，还能调节人体代谢，降低血糖。养身功疗法具有疏通经络、宣导津液、导气和血、益气生津、平衡阴阳、双向调节、扶助正气、祛邪疗疾的作用。

更重要的是，养身功不要求短期内做任何剧烈运动，所以，心率增加不明显，是集养生、保健、医疗于一体的健康运动方式。糖尿病患者的运动正好要求缓慢、不剧烈，养身功正好可以作为糖尿病患者的辅助治疗手段。

在练习养身功时，首先应放松自己的身心，保持安静的心情。然后在松与静的前提下，逐渐把呼吸锻炼得自然、缓和、柔细、匀长。动静结合，调和气血、平衡阴阳。另外，练习时应以舒适为度，不宜过分勉强。循序渐进，长期坚持，当体内正气积聚到一定程度时，糖尿病患者会发现病情正在逐渐好转，血糖与尿糖也慢慢降低了下来。

因养身功主要是以内养功为主，所以在进行练习的时候应先咨询医生，得到医生的同意后在其指导下练习。在练功初期，糖尿病患者不宜停服降糖药，随着练功水平的提高，可以逐渐减少用药量，但也要事先征得医生的同意。

任何一项运动都应坚持不懈才能有效果，练养身功也不例外，即便是病情好转后，也仍要坚持练功。糖尿病患者可以根据身体的恢复情况，适当地增加或减少练功次数和时间。这样不但可以巩固疗效、防止复发，还可以使身体强壮、益寿延年。练功的时间应以舒适为度，不同的糖尿病患者应制定不同的运动方案。一般来说，练习养身功每次应保持在20～30分钟为宜，随着病情的好转、体质的增强，时间可适当延长。最佳的练功时间为饭后1小时，如果是饭前练功，应在练功后休息半小时再用餐。

❤ 适合糖尿病患者的内养功降糖法

内养功比较适合糖尿病患者练习，可起到调节血糖、治疗糖尿病的作用。练习内养功，可调整脏腑、益气养精、平衡阴阳，对糖尿病病情十分有利。

内养功主要是通过调整呼吸，改善呼吸系统而达到增强周围神经功能的作用，继而使微循环得到改善，提高患者免疫力。糖尿病患者在练习内养功时，可选取卧位及坐位两种方法。

糖尿病患者取卧位时，上肢自然放在身体两侧，心无杂念，静卧3~5分钟。开始练功时，应采用腹式呼吸法，先吸一口气，再慢慢呼出。如此反复多次。长期练习此法后，可让人感觉练功者呼吸似有似无，动与静，互养之。

糖尿病患者取坐位时，练法与卧位练法基本相同，保持全身放松，由腹式呼吸慢慢变为自然式呼吸。每次练习30分钟左右。

❤ 降糖可打太极拳

研究发现，坚持练太极拳的糖尿病患者比那些不练太极拳的患者，空腹血糖、餐后血糖水平明显要低，而且发生并发症的概率也低。

太极拳运动会要求运动者思想集中，并强调呼吸协调，这些正适合糖尿病患者的养生保健。在呼吸均匀和思想集中的情况下，人体体内的毒素很容易排出，因此，太极拳对糖尿病患者的血糖控制很有帮助。尤其是对于胰岛素抵抗较严重的肥胖2型糖尿病患者，太极拳多种多样的动作形式，能有效减轻胰岛素抵抗，改善胰岛功能，提高胰岛素的敏感性和反应性。初学太极拳的糖尿病患者应早晚各做两遍，每做完一遍后休息3~5分钟，然后再继续做第二遍。

♥ 揽雀尾降糖运动

"揽雀尾"是民间较复杂的运动招式，想适当增加运动量的糖尿病患者可以选择做此运动。

糖尿病患者自然站立，身体向右转，左手平举自然下落，翻掌经腹前画弧至左肋前，手心向上；左臂屈肘，手心转向下，收至右胸前，两手相对成抱球状；同时身体重心落在右腿上，左脚收到右脚内侧，脚尖点地；眼看右手。上体向左转，左脚向左前方迈出，上体继续向左转，右腿自然蹬直，左腿屈膝，成左弓步；同时左臂向左前方伸出（即左臂平屈成弓形，用前臂外侧和手背向前方推出），高与肩平，手心向后；右手向右下落于右胯旁，手心向下，指尖向前；眼看左前臂。

身体向左转，左手随即前伸翻掌向下，右手翻掌向上，经腹前向上，向前伸至左前臂下方；然后两手下将，即上体向右转，两手经腹前向右后上方画弧，直至右手手心向上，高与肩齐，左臂平屈于胸前，手心向后；同时身体重心移至右腿；眼看右手。

做完上面一系列动作后，上体再向左转，右臂屈肘折回，右手附于左手腕里侧，上体继续向左转，双手同时向前慢慢推出，左手心向右，右手心向前，左前臂保持半圆；同时身体重心逐渐前移，姿势成弓步；眼看左手腕部。左手翻掌，手心向下，右手经左腕上方向前、向右伸出，高与左手齐，手心向下，两手左右分开，宽与肩同；然后右腿屈膝，上体慢慢后坐，身体重心移至右腿上，左脚尖翘起；同时两手屈肘回收至腹前，手心均向前下方；眼向前平视。

❤ 跳绳运动治糖尿病

跳绳是一项简单易行的运动，经常跳绳不仅能使手部、腿部肌肉得到锻炼，还能起到健脑的功效。糖尿病患者可以选择跳绳的方式预防糖尿病下肢的各种并发症，健康人群也可以经常跳绳锻炼下肢，以起到预防疾病的目的。

当人在跳绳的时候，双腿、双脚会不停地弹跳，使下肢肌肉得到充分锻炼，能有效改善微血管循环，预防下肢萎缩及糖尿病足的发生。双腿弹跳的同时，双手也在不停地抡动，使手中的绳子飞舞起来，这时，双臂的肌肉也被利用起来，使呼吸加深，全身上下都处在一种兴奋状态。而且跳绳还可以刺激体内的胰岛素分泌，不仅可以预防糖尿病的发生，对已患有糖尿病的患者也有一定的治疗效果。

需要注意的是，在进行跳绳运动的时候，跳绳者一定要选择质地柔软、较轻盈的鞋，以防止鞋子过硬而伤到双脚。最好在草坪或者较软的泥土地上进行跳绳运动，过硬的水泥地可能会损伤关节，并使跳绳者感到头晕。

❤ 花样跳绳法

双脚齐跃跳绳法。跳绳者将双脚并拢，在跳绳前先活动一下腿脚，做热身运动，然后双臂抡绳，双脚一齐弹起跳绳。刚开始做跳绳运动的糖尿病患者可将每次的弹跳次数控制在10次左右，跳完10次后，休息1~2分钟，再接着跳，以感到疲劳却不头晕为宜。非初学者每次跳绳的次数可逐渐增加到30次左右，跳完30次后休息1~2分钟，再跳30次。

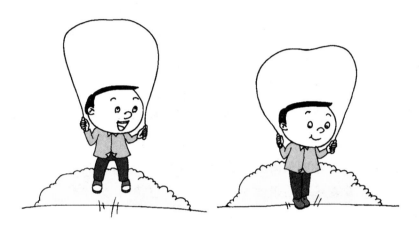

交替跳绳法。交替跳绳法的准备工作和双脚齐跃跳绳法基本一样，只是在双脚弹跳的时候，双脚要分开；双脚着地时，再并拢。每次弹跳20次。在用此法跳绳时，跳绳者应小心，避免在分腿、合腿的过程中崴到脚。

双人跳绳法。两个跳绳者用外侧的手一人握住一端的绳柄，两个人同时抡绳子，其中一人先跳，然后另一人侧身向前跳。双人跳绳时，也可再进行些花样，可以两人同时双脚跳，也可以两人同时单脚跳，还可以一人双脚跳，一人单脚跳。

❤ 左右分马降糖法

在我国传统的养生术中，有许多简单的健身招式对平衡血糖有较好的疗效，"左右分马"式就是其中之一。

糖尿病患者自然站立，双脚间距约与肩宽。上体右转，身体重心移至右腿；右臂收在胸前平屈，手心向下，左手经体前向右下画弧至右手下，手心向上，两手心相对成抱球状；左脚随即收到右脚内侧，脚尖点地；眼看右手。上体左转，左脚向左前方迈出，右脚跟后蹬，成左弓步；左右手随转体慢慢分别向左上、右下分开，左手高与眼平，肘微屈；右手落在右胯旁，肘也微屈，手心向下，指尖向前；眼看左手。

身体重心移至右腿，左脚尖翘起，微向外撇，随后脚掌慢慢踏实，左腿慢慢前弓，身体左转，身体重心再移至左腿；同时左手翻转向下，左臂收在胸前平屈，右手向左上画弧至左手下，两手心相对成抱球状；右脚随即收到左脚内侧，脚尖点地；眼看左手。右腿向右前方迈出，左腿自然伸直，成右弓步；同时上体右转，左右手随转体分别慢慢向左下、右上分开，右手高与眼平，肘微屈；左手落在左胯旁，肘微屈，手心向下，指尖向前；眼看右手。

做左右分马运动时，糖尿病患者应注意上体不可前俯后仰，胸部必须宽松舒展。两臂分开时要保持弧形。身体转动时要以腰为轴。弓步动作与分手的速度要均匀一致。做弓步时，脚跟先着地，然后脚掌慢慢踏实，脚尖向前，膝盖不要超过脚尖；后腿自然伸直；前后脚的脚跟要分在中轴线两侧，横向距离应保持在10~30厘米。

❤ 降低血糖的金鸡独立运动

此法需练习者单腿站立，不适合病情较重的糖尿病患者练习。

站立，左腿慢慢抬起，收回平屈，上体右转；右掌变成勾手，左掌向上、向右画弧下落，落于右肩前，掌心斜向后；眼看右手。右腿慢慢屈膝下蹲，左腿由里向左侧伸出，成左仆步；左掌下落向左下顺左腿内侧向前穿出；眼看左手。身体重心前移，左脚跟为轴，脚尖尽量向外撇，左脚前弓，右腿后蹬，右脚尖里扣，上体微向左转并向前起身；同时左臂继续向前伸出，掌心向右，勾手下落，勾尖向后，眼看左手。

　　紧接着，右腿慢慢提起平屈，成左独立势；同时右手变掌，并由后下方顺右腿外侧向前弧行摆出，屈臂立于右腿上方，肘与膝相对，手心向左；左手立于左胯旁，手心向下，指尖向前，眼看右手。

　　在进行下蹲动作时，上体不可过于前倾。最后，左腿应慢慢伸直，左脚尖须向里扣，两脚脚掌全部着地。左脚尖与右脚跟踏在中轴线上。

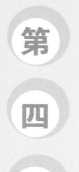

第
四
章

心理与糖尿病密切相关

科学调查表明，人在应激状态下血糖会升高；另外，糖尿病患者的抑郁情绪也会影响治疗，甚至发展病情。由此可见，治疗糖尿病时，心理治疗必不可少。所以，本章将为您细致分析不良心理对血糖的影响及心理治疗的必要性。除此之外，还为您介绍了一些实用的调情养志的方法，让您一边降糖，一边陶冶情操。

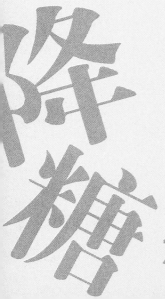

就 这 么 有 效

一、不良心理影响血糖水平

喜、怒、哀、思、悲、恐、惊都会对糖尿病患者的治疗产生影响。可是，很多人都不了解心理治疗的重要性。所以，本节将为您全面讲述对糖尿病患者进行情绪调节的必要性。

人都有七情六欲，情绪一直伴在人们左右。当与人发生争吵时，会生气；要与亲人分离时，会伤心；听到喜讯时，又会高兴地跳起来……

人们对于各种各样的情绪早已习以为常，但不良情绪是导致糖尿病发生、发展的因素之一。抑郁会影响糖尿病患者的食欲，使其对饮食控制失去效果，导致病情恶化；嫉妒能使糖尿病患者机体免疫系统紊乱，使体内各器官更易受到攻击及感染；生气更是健康的"杀手"，能使糖尿病病情愈加严重……这些都是本节中所要讲到的内容，让您在了解不良情绪对糖尿病患者的病情造成影响时，能更好地学习一些调节方法达到辅助治疗疾病的目的。

❤ 糖尿病患者的心理教育

糖尿病是生活中最常见的慢性病之一。其本身并不可怕，但因糖尿病没办法彻底治愈且需要终身服药治疗，所以，很多糖尿病患者当得知自身病情时，难免会产生严重的心理负担。心理压力过重，使得这些糖尿病患者整日哀声叹气，对疾病听之任之，导致血糖无法控制，并引发各种并发症，生活质量严重下降。

因此，普及糖尿病知识，开展糖尿病健康教育是很有必要的。糖尿病患者只有在心理上战胜疾病，才能在日常生活中积极面对疾病，积极进行治疗。糖尿病患者应掌握血糖、尿糖自我监测的方法，并了解糖尿病发病原因及各种并发症，提前做好对并发症的预防工作。

另外，态度消极的糖尿病患者还应进行自我心理治疗，早日走出糖尿病的阴影，积极面对病魔，乐观自信的生活。

❤ 应激反应与血糖的关系

当一个人的生活环境发生改变时，这种变化便成为了一种应激源，需要人慢慢去适应。应激源分急性和慢性两种，慢性应激源持续时间较长，所引起人体神经免疫指标的改变较持

久，如失业、离异、亲人死亡、得到患不治之症的消息等，这些突发性事件极易使人出现躯体或精神方面的问题，这就是我们通常所说的应激。

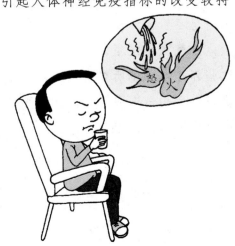

糖尿病是慢性终身性疾病，当患者在得知自己患糖尿病时，身心都会做出强烈

的反应，当糖尿病患者做出反应时，体内会分泌出肾上腺素等物质，以使躯体有足够的能量对应激做出反应。与此同时，肾上腺还会分泌出较多的皮质醇等激素，它们会抑制胰岛素作用而引起糖尿病患者体内血糖升高情况的发生。

研究发现，遭受应激反应的人易患2型糖尿病，并且一旦患了糖尿病，治疗起来将比较困难。有些糖尿病患者只是因应激而引起的糖尿病，即应激性血糖升高，对此，只要应激消除，体内血糖便会恢复正常。

❤ 正确处理应激反应

了解了什么是应激反应之后，糖尿病患者应学会处理应激反应的方法。有条件的糖尿病患者可经常监测自己的血糖情况，以便了解哪种应激情绪能影响自己的血糖，从而有效地预防体内血糖的升高。

调查发现，离婚与糖尿病的发生有显著关系；糖尿病的发生与失业有关；在美国的贫困成人中，糖尿病患者是常见的……这些数据使我们不得不相信，应激反应与糖尿病有直接关系。生活动荡、贫困、失业等境况使人们承受了更多的精神刺激，导致了糖尿病的发病率增加。

虽然有的应激反应不能避免，但糖尿病患者却应找到帮助其处理应激反应的方法。一种方法是运用"精神保健术"，即将烦恼置之度外，以帮助消除日常的压力；另外一种对付应激反应的方法是进行体育锻炼，目前，以运动作为减轻应激状态的糖尿病患者日益增多。体育锻炼是对人精神和肉体的挑战，并且对降低糖尿病患者的血糖十分有益。

❤ 糖尿病患者如何进行心理治疗

糖尿病是一种身心疾病，在带给患者身体疼痛的同时也消磨着他们的意志，使患者的情绪一直处于低落状态，觉得生活毫无希望，严重时还可导致其患上抑郁症。心理治疗正是针对这一点，对情绪反常的糖尿病患者进行辅助治疗。

糖尿病患者需要终身服药，还必须严格制订饮食计划，各种注意事项往往会给糖尿病患者带来巨大的压力，并且不会间断。长时间消极情绪的积压，很容易诱发各种急、慢性并发症的发生，这使得糖尿病患者的心理压力更大，神经长期紧绷，常出现情绪反常现象，令家人和朋友担心。在出现这些情况时，糖尿病患者的家属应及时带患者就医治疗，让医生根据其自身的具体情况制定合适的心理治疗方案，使患者早日走出阴影，重新找回生活的希望，乐观积极地面对糖尿病。

❤ 消除拒绝心理很重要

多数人在开始被诊断患糖尿病时，都不愿接受这个事实。在糖尿病患者中，这种否认态度十分普遍，一般情况下，经过医生的讲解和较长时间的心情沉淀，大多数糖尿病患者都能调整好心态，正确面对糖尿病，积极配合医生治疗。但仍有一小部分糖尿病患者始终不愿接受这个事实，尤其是糖尿病病情较严重的患者。

糖尿病是终身的慢性疾病，如果不积极配合医生治疗很可能导致其他的并发症发生，这样的认知使这部分患者背上了思想包袱，无法正确对待糖尿病。这种拒绝态度很危险，它十分不利于糖尿病患者对病情的改善及对疾病的健康管理。糖尿病患者应定期测血糖，这是一件令部分患者烦躁的事情，长时间烦躁地进行此类事情，会增加糖尿病患者的抑郁情绪。这种消极情绪堆积到一定程度便会引起患者反感，使他们拒绝检测血糖，从而延误了病情的治疗。

❤ 心理疏导要及时

糖尿病患者在患病初期，往往不能接受这一事实，认为自己无非就是血糖高点，甚至直接怀疑医生的诊断有误，拒绝接受治疗，导致病情因无法得到很好的控制而进一步恶化。这些都是糖尿病患者有可能出现的心理特征，当糖尿病患者出现这些心理特征时，家属和医生应及时对其进行心理疏导，以帮助促进疾病的康复。

家属和医生应先帮助患者建立信心和希望，耐心细致地对其讲解有关糖尿病的知识、高血糖的危害性和不及时治疗可能发生的并发症等，帮助他们认识疾病的发生、发展过程，使其克服对疾病的怀疑、拒绝及满不在乎的心理。

家属和医生还应耐心聆听患者的倾诉，多与其进行交流，给他们以支持和鼓励，帮助他们制定生活作息表，劝其积极进行体育锻炼，以转移消极心境。

❤ 心理治疗应注意什么

糖尿病本身并不可怕，其并发症才是造成糖尿病患者死亡的主要原因。而要预防糖尿病并发症的发生，糖尿病患者应先了解自己的健康状况，调整好心态，掌握自己所患的糖尿病类型、病变程度及是否已患有并发症等。

糖尿病患者应细心观察自己的身体情况，最好准备一个记事本，将平时的生活习惯和进食后的血糖值进行记录，如吃什么会使血糖升高、吃什么则没有变化等。糖尿病患者应学会自己测血糖，并做好记录，以方便医生问诊和治疗。在进行心理治疗之前，糖尿病患者应认真学习糖尿病科普知识，从根本上认识糖尿病，并明确自己的治疗目标。

糖尿病患者一旦发现自己身体或情绪异常现象，应及时寻求医生的帮助。糖尿病患者应记住自己正在服用降糖药的种类和服用剂量，以便医生更好地了解自己的真实治疗情况。

❤ 治疗心理问题的常用办法

心理治疗的重点是改善糖尿病患者的情绪状态，帮助其克服消极情绪，这对糖尿病患者十分重要。一旦被确认为需要进行心理治疗，其家人或朋友应及时与医生进行沟通，使医生能根据患者的具体情况制定合理的心理治疗方案。

糖尿病患者的心理治疗方法共有三种，分别是支持心理治疗、认知疗法和行为疗法。

支持心理治疗是通过解释说明来疏导、安慰糖尿病患者，通过对糖尿病患者进行支持性心理治疗，帮助其消除抑郁情绪；帮助糖尿病患者了解糖尿病的基本知识，这种治疗方法称之为认知疗法，主要是消除糖尿病患者思想中消极的预测和错误信念，提高其对疾病治疗的信心；行为疗法主要是依靠某些行为疗法技术，帮助糖尿病患者遵从药物治疗和饮食计划，属行为强化。

❤ 帮助患者树立正确的疾病观

每个人患病后的心态都大不相同，尤其是在面对糖尿病这样的慢性终身性疾病，更会呈现出各种各样的心理情绪。到底该如何正确看待糖尿病呢？

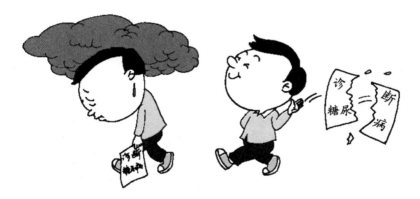

有些人觉得糖尿病没什么可怕，就像患了感冒、发热一样，只要经过治疗便会痊愈。因此，这些人在得知自己患了糖尿病后不以为然，抱着过分乐观的态度。相对于这类人的过分乐观，有些人则正好相反，他们表现得异常消极，认为糖尿病根本无法根治，便自暴自弃，整日郁郁寡欢，使自己处在忧郁、紧张、烦躁的情绪中。

其实，过分乐观和异常悲观都是错的。糖尿病是由多种因素诱发而成的，是以糖、蛋白质、脂肪代谢紊乱为特征的全身代谢性疾病，它需要定期监测，终身治疗。非正规且间断性的治疗是无益的，不积极治疗对病情控制更是不利。因此，正确认识糖尿病，了解自己的病情，积极主动地进行有效治疗，对糖尿病患者十分必要。

❤ 小心这些心理误区

有些被确诊为糖尿病的患者症状表现比较轻微，甚至在日常生活中并没有明显的症状，这使得这些患者很容易对诊断结果产生怀疑。他们觉得自己没什么不舒服的感觉，于是便开始怀疑是否是医生误诊。

尤其是儿童糖尿病患者的父母，更容易产生这种心理。儿童多调皮好动，就算偶尔产生不适感，父母也不愿接受自己的孩子患上糖尿病的事实。很多父母甚至带着孩子穿梭在多个医院进行检查，就是希望能够证实是误诊。

父母这样的不良情绪很可能会感染患儿，使其感到不安和恐惧，导致病情加重。对此，医生应要求患者和家属认同对疾病的诊断，然后采取积极的措施和对策进行治疗，不要死钻牛角尖，走进心理误区，延误疾病的治疗。

❤ 什么是抑郁情绪

糖尿病患者的抑郁情绪很可能会进入一个恶性循环的状态中，表现为患者每天过得都很沮丧，无精打采，愈发觉得生活没有希望，也不积极配合治疗，使得糖尿病病情更加严重，心情更加抑郁。有些糖尿病患者也想积极地治疗疾病，但就是不能摆脱抑郁情绪带来的烦恼，这就需要糖尿病患者的家人和朋友多加注意，与其多进行沟通，帮助其摆脱抑郁情绪带来的困扰。

糖尿病患者抑郁情绪最主要的表现是突然对以前感兴趣的事情失去了兴趣，整日郁郁寡欢，对什么事都提不起精神。其次，糖尿病患者的睡眠规律也会发生变化，出现失眠或者常嗜睡的现象，不管白天还是晚上，总是睡不醒。患者每天精神都很疲倦，精力难以集中，总是感到焦虑不安，早晨刚起时比平时更容易情绪低落。严重者，还会出现厌世、自杀的情况。

以上症状，在糖尿病患者身上体现得越多，说明其抑郁情绪越大，因此，患者应及早接受心理治疗，早日恢复正常的精神面貌。

♥ 情绪对食疗效果的影响

科学合理的饮食习惯能控制糖尿病患者病情的发展，对于病情较轻的糖尿病患者来说，食疗甚至比药物控制病情还要有效。良好的饮食习惯还可以扶正祛邪、保其正气，提高糖尿病患者自身的免疫功能，增强其抗病能力和预防糖尿病并发症发生的概率。但有时不良情绪也会影响食疗的效果。

愉快的饮食情绪与营养同样重要。糖尿病患者在情绪舒畅时进餐，会使体内各种消化液分泌增加，使吃起饭来味香可口，不仅有助于食物的消化与吸收，还有利于体内血糖的稳定。若糖尿病患者心情不畅，食物就会嚼之无味，食欲明显下降，这是因为不良情绪会抑制摄食中枢，而波动的情绪可引起交感神经兴奋，促使糖原分解，以致体内血糖水平升高，对糖尿病患者不利。所以，糖尿病患者在进餐时应保持愉快的情绪，在饭桌上不要生气、恼怒，不议论使人不悦的事，要养成健康的进食习惯。

❤ 常见的心理疗法

情志相胜法。情志相胜法又叫以情胜情疗法，它是用人为的情志刺激影响患者，使其不正常的心理活动恢复正常，以改善疾病的治疗方法。家属和医生可用讲故事、听相声、说笑话等形式让糖尿病患者从苦闷状态中解脱出来，转悲为喜。家属和医生还可引导患者认识到并不是每个糖尿病患者都会患并发症，以增强患者战胜疾病的信心，使其知道如何防治疾病，如何自我调理，以提高治疗效果。

说理开导法。此法主要是医生用言语和行为影响患者的心理，使其错误的想法得以调整，以达到治疗疾病的目的。医生会把糖尿病患者的注意力从疾病上转移到其他方面去，以减轻病情的恶化程度，让糖尿病患者走出疾病缠身的痛苦和苦闷之中，积极地调整好自己的心理状态。

想象畅怀疗法。此法可由他人通过积极言语诱导，使糖尿病患者精神振奋，树立起战胜疾病的信心，也可让患者自己进行想象，闭目静思，想一想自己曾经去过的旅游胜地，使心情舒畅。

❤ 如何消除糖尿病患者的紧张心理

精神紧张会使糖尿病患者出现应激反应，然后反射性地使其体内肾上腺素分泌增加，从而导致患者体内血糖升高，加重病情。精神紧张还能干扰糖尿病患者神经内分泌功能，导致体内某些应激激素的分泌增多，如脑垂体分泌的生长激素、肾上腺分泌的肾上腺素、胰岛细胞分泌的胰高血糖素等，这些激素均可升高患者体内的血糖，对其病情治疗十分不利。

　　有些糖尿病患者将糖尿病看得过于严重，一旦确诊，心情会变得十分压抑，造成精神紧张。糖尿病患者长时间处于紧张状态，很可能使其体内血糖失控，病情严重时还会引发各种并发症，造成精神更加紧张，陷入恶性循环状态之中。有些糖尿病患者急于求成，在病情没能及时控制好或病情反复发生的情况下也会产生紧张情绪。而对于一些老年患者，过重的家庭负担也是造成其产生紧张心理的重要原因之一。

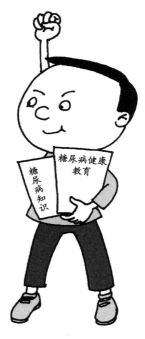

　　了解了导致糖尿病患者精神紧张的各种原因，其家人和朋友就可根据患者的具体情况对其进行心理调节，必要时可求助于医生。

　　首先，应向糖尿病患者全面地讲解糖尿病的一般常识，通过讲解宣传使其逐渐解除精神紧张，正确看待糖尿病。如果是因病情无法控制，或治疗效果不佳而导致了糖尿病患者精神紧张，其家人或朋友可告知糖尿病患者，精神紧张也是引起糖尿病血糖偏高的原因之一，并帮助他们分析病情反复发作的其他原因，对症治疗。有些糖尿病患者自身病情并不严重，却无法接受有可能发生的较重的并发症，导致精神紧张。像这类患者，应首先确诊是否存在并发症。如果不存在并发症，则要告诉糖尿病患者，不良情绪反会导致病情加重，引起体内代谢紊乱，增加并发症的发生几率。从心理上刺激糖尿病患者，使其学会自控。

　　要想完全消除糖尿病患者精神紧张，最重要的一点就是要营造一个轻松愉快的生活环境，从根本上帮其解除精神紧张。

❤ 糖尿病患者应避免焦虑情绪

糖尿病患者一旦产生焦虑情绪，便可使人体生理发生变化，表现为血液内肾上腺素浓度增加、心悸、血压升高、呼吸加深加快、肌张力降低、皮肤苍白、失眠、尿频、腹泻等。

焦虑分为状态性焦虑和特质性焦虑。状态性焦虑是由某种情境而引起的焦虑，情境改变时，焦虑随之消失，对糖尿病患者的生活影响不大；但有时某种情境很特殊，产生的焦虑十分强烈，有可能使人产生短暂的人格变化，这种便可称之为特质性焦虑。特质性焦虑维持时间长，对糖尿病患者危害较大。

有些患者对糖尿病这种慢性疾病缺乏正确的认识，对其治疗也缺乏耐心，总是希望找一名"神医"，出几贴奇方妙药，将糖尿病很快治愈。若短时间治疗不理想，或病情有反复发作，或出现并发症，就心烦不安、夜不能寐，甚至焦虑烦乱，这更加不利于对疾病的治疗。

❤ 嫉妒危害大

一般情况下，糖尿病患者易产生抑郁、焦虑或恐惧心理，而嫉妒情绪则不常见，但不常见并不代表不会发生，嫉妒往往比其他几种不良情绪更可怕，对糖尿病患者的身体损害更大。

嫉妒是对他人的优越地位产生的一种不愉快的情感，如果嫉妒心理长期在心理作祟将会产生很严重的后果。嫉妒能使糖尿病患者体内皮质激素、去甲肾上腺素等激素分泌增多，并易引起体内免疫功能紊乱、大脑功能失调、抗病能力减弱，使病情加重，甚至导致高血压、冠心病等疾病的发生。

所以，为了避免嫉妒心理对病情造成的较大影响，在嫉妒心理产生初期，糖尿病患者最好找一两个较知心的朋友或亲友，将心里的郁气发泄出来，寻求暂时的心理平衡，然后由亲友适时地进行一番开导。虽说这种方法不一定能从根本上消除嫉妒心理，却可以避免这种情绪朝着更深的程度发展。

❤ 恐惧对病情不利

有些糖尿病患者认为糖尿病是不治之症，一旦患病便会痛苦一生，因此，在得知自己患了糖尿病后感到十分恐惧。特别是在得知糖尿病危重急症的危害后更加恐惧，甚至惶惶不可终日。殊不知，这种恐惧心理只会加重病情。

其实，糖尿病患者的这些恐惧感是可以消除的。在发现糖尿病患者对疾病有恐惧心理后，家人和朋友应先询问患者产生恐惧的原因，并给患者充分讲解糖尿病的知识，告诉他们只要进行多方面的综合治疗，是完全可以控制病情，避免或延缓急、慢性并发症发生的。

同时，还要告诉糖尿病患者，精神因素也会加重病情，只有解除精神恐惧，再配合药物等疗法治疗，才能使其获得最大限度的身心康复，获得和正常人一样的生活。

❤ 生气损害健康

有研究表明，人越经常生气，就越容易发胖。这是因为生气会促使身体内一种压力激素分泌增加，这种激素能引起肥胖。而肥胖正是导致糖尿病发生的原因之一。除了肥胖之外，生气还会对糖尿病患者的健康造成其他损害。

经常生气会导致糖尿病患者面部长色斑。生气时，血液大量涌向头部，因此血液中的氧气会减少，毒素增多。而毒素会刺激毛囊，引起毛囊周围程度不等的炎症，从而出现色斑问题。这对爱美的女性糖尿病患者十分不利。

生气可使糖尿病患者脑细胞衰老加速。生气时，大量血液涌向大脑，会使脑血管的压力增加。这时血液中含有的毒素最多，氧气最少，对脑细胞不亚于是一剂"毒药"。

生气可使糖尿病患者心肌缺氧。生气时，大量的血液冲向大脑和面部，使供应心脏的血液减少而造成心肌缺氧。心脏为了满足身体需要，只好加倍工作，于是心跳更加不规律，对健康非常不益。

生气可损伤糖尿病患者的免疫系统。生气时，大脑会命令糖尿病患者身体制造一种由胆固醇转化而来的皮质固醇物质，这种物质如果在患者体内累积过多，就会阻碍其免疫细胞的运作，使身体的抵抗力下降。如果这种现象长时期存在，则可能引起糖尿病患者体内胰岛B细胞的功能障碍，使胰岛素分泌不足的情况进一步发展，使病情加重。

另外，人在紧张时，大脑皮质可分泌一种叫做脑激肽的物质，这种物质可促糖尿病患者血糖升高，它可能也是2型糖尿病的诱因之一。

二、日常生活中的情志降糖法

　　了解不良情绪对糖尿病患者的严重影响后，很多人都会问究竟该如何调情养志呢？本节中，专家为您挑选了多种实用的方法，养花种草、音乐书画等，都是辅疗糖尿病的妙招。

❤ 如何调整好心态

　　心态是指人的心理状态，是心理状态的简称，具体来讲，心态就是人的意识、观念、思想、情感等心理状态。日常生活中，这些心理状态经常包围着我们，或喜或怒、或思或忧。尤其是糖尿病患者，经常会处在消极的心态当中，其实，不管是哪一种心理状态，如果过度，则都会使糖尿病患者的健康受到影响。

　　糖尿病患者经常会感觉到忧虑、烦躁等，这些不良情绪十分不利于病情的治疗和康复，所以，调整好心态对糖尿病患者来说十分重要。好心态是调节出来的，一般情况下，经常用到的自我调节法有自嘲、自乐、自控。自嘲，通过嘲笑自己的烦躁心理，使自己慢慢建立起自信的心态；自乐，也就是自我娱乐，找一些自己感兴趣的娱乐活动，转移一部分注意力，从而达到有效地调节自己的心态；自控，即自我控制，患者在发火时要学会自控。

❤ 冥想降糖法

冥想一词来源于梵文，古代翻译为"禅"的意思。冥想训练即禅的训练，是一种聚精会神的感知状态。冥想是一种较好的放松方式，糖尿病患者在进行冥想训练时可将自己压力释放出去，这对其消除不良情绪有很好的效果。

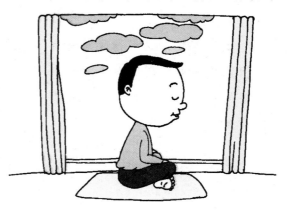

定期坚持冥想训练，可降低糖尿病患者的血糖、血压，还能使其脑电波处于相对放松的状态，间接减少了糖尿病患者的不良身体反应。对于经常处于不良情绪中的糖尿病患者，坚持冥想训练是十分有益的，它可以让患者从心理上减轻对疾病的恐惧及生活中的种种压力，做到身心放松，而其体内血糖水平也能在饮食和运动中慢慢降下来，维持在一个正常的范围内。

❤ 预防抑郁情绪有妙招

糖尿病治疗是一个缓慢且烦躁的过程，需要糖尿病患者消耗大量的体力和精力。很多时候，这样的付出使得糖尿病患者觉得自发活动的欲望受到抑制，或因病情使其工作、生活受到严重影响，从而导致糖尿病患者发生心理障碍，产生抑郁情绪。

抑郁会使患者处于应激状态，导致体内血糖激素升高，对胰岛素的敏感性降低，加重胰岛素抵抗，使血糖难以控制在理想的范围内。并且严重抑郁除易致糖尿病患者病况失控外，还可能导致其自杀等严重后果的发生。

其实，糖尿病性抑郁是可以预防的。首先，糖尿病患者应学会精神调适，以乐观、积极的态度对待生活；患者平时可多参加一些社交活动及做适量的体育运动；其次，患者可参加一些糖尿病专题讲座，了解糖尿病及并发症的基本常识及应对措施，纠正自己对疾病的错误认识及不良行为。

❤ 如何调节妊娠糖尿病患者的情绪

一般情况下，妊娠糖尿病患者的心理压力会很大，情绪波动也较大，她们经常会担心自己的疾病影响到胎儿的健康，因此，很容易出现抑郁、焦虑等情绪或心理问题。

妊娠糖尿病患者最常见的表现是情绪低落，不喜欢与人交往，遇事爱发火，而且看问题较悲观。这时，家人和朋友一定要多关心她们，及时对其进行心理疏导。家人应先帮助妊娠糖尿病患者积极控制病情，尽早将其体内血糖控制在理想范围内。想办法转移她们的注意力，使其不要过多地考虑病情，应劝其多参加社区活动，多进行体育锻炼。

妊娠糖尿病患者应从正规渠道获取更多的糖尿病相关知识，了解如何做才能对胎儿造成较小影响。一般情况下，如妊娠糖尿病患者治疗得当，是有可能使胎儿不受较大影响，健康出生的。

❤ 不应对手术治疗产生恐惧

很多老年糖尿病患者都饱受糖尿病并发症的侵害，而并发眼疾、病足等严重并发症，则必须要接受手术治疗才能达到较好的治疗效果。但在胰岛素问世之前，外科手术常常会使糖尿病患者病情恶化，创面感染，甚至导致患者因酮症酸中毒而死亡。

其实，糖尿病手术治疗并不可怕，只是因糖尿病患者本身体质较差，身体抵抗力低，手术耐受性差，使得她们手术后很容易引起感染等情况的发生。另外，手术麻醉本身也可刺激糖尿病患者体内升糖激素分泌增加，如胰高糖素、糖皮质激素、儿茶酚胺等激素，使其体内血糖升高，这些应激性高血糖状态，能使糖尿病患者的病情加重。但有些糖尿病并发症则必须接受手术治疗，否则将会危及糖尿病患者的生命安全，如糖尿病患者突然发生胃穿孔情况时，应立即对其施行手术治疗。

为了能顺利地对糖尿病并发症进行手术治疗，糖尿病患者在准备手术的过程中，应积极治疗糖尿病，控制好体内血糖。

❤ 糖尿病患者应尽量克制怒火

糖尿病患者很容易产生愤怒的情绪，总觉得周围的人都将自己当成病人，处处小心、谨慎，有一种被疾病威胁的感觉。当糖尿病患者经常感到这种威胁时，他们的情感就会出于本能地保护自己，对周围的人或事物产生怒火。

适当的怒火可帮助糖尿病患者表达自己的不满，发泄心中的郁气，起到保护自己的作用，但如果糖尿病患者在生活中经常发火，则弊大于利，这就要求糖尿病患者学会疏导和利用怒火，以促进对其病情的管理。

当糖尿病患者发现自己有发火迹象时，应先试着降低自己说话的语速，调节呼吸，使身心慢慢放松下来。如果糖尿病患者情绪太过激动，无法进行自我调节时，应喝一些水，然后坐下来，使自己安静下来。患者无法控制情绪时，保持沉默是最好的调节方法。但糖尿病患者安静下来并不代表其怒火消失了，而仅仅代表患者控制了住自己的愤怒情绪。最好的方法是患者在日常生活中多观察、留意自己的病情及情绪，从根源扼断怒火。

❤ 养花种草调情绪

在庭院里养些花草，不仅能美化环境，还能使中老年糖尿病患者为自己找些事做，转移部分注意力，使心情变得轻松、愉悦。尤其是对情绪波动较大的糖尿病患者，更宜使用"园艺疗法"来调节自己的不良心理状态。

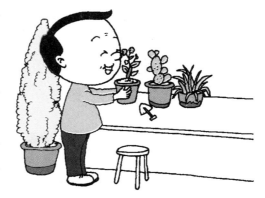

养花种草能给糖尿病患者的身心健康带来了不少的帮助和好处，有些效果甚至连药物治疗都无法企及。患者可与喜爱花草的朋友们一起谈谈心，互相讲讲护理花草的心得，经常给花草施肥、浇浇水，这不仅对抵制不良情绪有疗效，还是一种十分健

康的养生之道。

在调节情绪的同时，养花种草还能使糖尿病患者的血糖和血压降下来，非常有利于其对病情的控制和治疗。

另外，花草除可作观赏之用，有的还可起到药理保健作用，对老年糖尿病患者十分有益。

仙人掌可舒筋活血、滋补健胃，对动脉硬化、糖尿病、癌症等疾病有一定的药理作用。百合花花种高雅，茎和花除食用外，入药可润肺、镇咳、平惊。患有肺结核的老年糖尿病患者可种百合花，辅助治疗疾病；金银花、旱菊花可冲花泡饮，有消热解毒、平肝明目、降压清脑之效；人参一年可观赏春、夏、秋三季，根、叶、花、种子皆可入药，对强身壮体、调理机能有神奇的效果。

花草除了能作药用外，有些还具有净化空气的作用，如吊兰能有效净化空中的挥发性气体，同时，还能吸收一氧化碳和甲醛；虎皮兰能吸收氮氧化物和甲烷气体；芦荟能吸收1立方米空气中所含的大部分甲醛。糖尿病患者不妨在家里养些花草，既陶冶了情操，又能改善环境提高生活质量。

❤ 书画寄情心情好

"书"指书法，"画"指绘画。借书画在生活中寻找情趣，保持对社会、对生活的兴趣，是老年糖尿病患者应积极追求的晚年生活。清代书法家康熙皇帝认为"宽怀只有数行字"，意为在书写"数行字"的过程中可达到"宽怀"健身的效果。

由此可见，练习书法、绘画是一种高雅的艺术活动，它能调节糖尿病患者的心理，净化其心灵，培养愉快的情绪和豁达的胸怀。练习书法时，会使患者思想高度集中，心无杂念，此时，一个人的心情和思想都融入文字的意境美中，从而感到身心愉悦，性情也得到了陶冶。实践证明，习书身性具养，内外兼修，它是患者超然物外的修炼和提高心智的运动，也是祛浮躁、育静气的最佳途径。

老年糖尿病患者很可能伴有多种并发症，当一些体育运动已不适合进行时，不妨提起笔来，通过作画来对身心进行自我调节。这种全神贯注、怡情畅怀、手脑并用的轻微动作，对中老年糖尿病患者的健康颇有好处。

❤ 音乐降糖法调节情志

音乐也是可以治病的。我国早在古代就已经有了关于音乐治病的记载。宋金时代著名医学家张子和曾在《儒门事亲·卷三》中指出，"好药者，与之笙笛不辍"，意思是用笙笛一类的乐器给人演奏，是一种很好的药。

音乐降糖法是一种以音乐艺术为基础，对糖尿病患者进行心理调适的疗法。糖尿病患者置身于音乐中时，随着音乐节奏与旋律的变化，情绪也会发生波动。一曲节奏明快、悦耳动听的乐曲会使患者忘却忧愁，使体内的神经体液系统处在最佳状态，从而达到调和内外、协调气血运行的效果；而一首哀怨缠绵的乐曲，则令患者愁肠而结，伤心落泪。

心理、社会因素是导致糖尿病患者病情加重的重要因素之一，而多数糖尿病患者也存在各种情绪异常的现象，如紧张、忧郁、烦躁等不良情绪。音乐疗法利用音乐能引起人的身心变化的艺术魅力，充分发挥其怡神养性、以情制情的作用，从而改善糖尿病患者的情绪障碍，祛除诱因，从而达到降低体内血糖的目的。

通常，医生会建议糖尿病患者听一些平稳、抒情、优美的音乐。这类音乐能消除患者的精神紧张感，起到镇静、催眠的作用，还能消除患者的烦躁不安感，对其心血管系统有良好的保健作用。

❤ 读书可修身养性

读书可修身养性，延年益寿，是养生治病的重要方法之一。西汉文学家刘向曾说过，"书犹药也，善读之可以医愚。"由此可见，读书不仅能使人获得的丰富的知识，还有"治病救人"的奇效。

读书时要用到脑，而脑只有通过运动，才能延缓其老化，使人达到健康长寿的目的。因此，糖尿病患者应经常读书，勤于思维、善动脑筋，使身体各器官处于健康的状态中，这不仅对预防糖尿病并发症的发生有很好的作用，还可起到修身养性的作用。

目前，读书养生在世界医学界已达成共识。在德国，还专门设立了患者图书馆。医生会诊断后为患者开出处方，这个处方不是药物，而是某一本书。对糖尿病患者来说，多读书可以使其找到生命的支撑点，有助于树立一个高尚的人生目标。人生有了目标，生活才不会浑浑噩噩，才不会陷入病痛情绪之中，整日闷闷不乐。

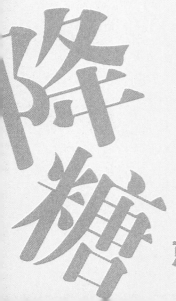

第五章

理疗器具帮助降血糖

中医理疗的疗效是有目共睹的，但是糖尿病患者很少有人可以想到用理疗来进行防治和辅疗。所以，本章为您推荐了多种理疗方式，帮助您安全控制糖尿病，尤其为您细致讲述了按摩降糖的方法，从头到脚，多种按摩方式供您选择。

降糖

就 这 么 有 效

一、中医按摩降血糖

按摩不仅具有益气健身、活血化瘀的作用，只要按对穴位还可以辅疗难缠的糖尿病、防治其并发症。专家表示，按摩可以加速人体内的糖利用，降低血糖。因此，本节为您介绍了多种按摩降糖的方式。

❤ 中医治疗糖尿病

中医治疗糖尿病，一般以健脾益气、活血化瘀、疏肝解郁、益气养阴为主。针对糖尿病的治疗，还提出了从脏腑辨证和阴阳气血施治的方法，充分体现了中医的辨证论治。中医把糖尿病称为消渴症，分为前期、发病期与并发症期三期。

糖尿病前期常见证候主要有阴虚肝旺、阴虚阳亢、气阴两虚三种。发病期常见证候主要有阴虚燥热、胃肠结热、肺胃实热、湿热内蕴、肝郁化火、痰热化火六种。并发症期常见证候有湿热痰郁、痰结经脉，表现为气阴继续耗伤，经络得不到濡养，从而使皮、肌、脉、筋、骨、五脏、六腑、手足、眼等组织器官发生病变。

对各期出现的证候，中医均可辨证论治，具体治疗原则如下。

（1）肺胃燥热型：常见症状为烦渴多饮、消谷善饥，伴有排尿频且量多，尿色浑黄，身形渐瘦，舌红少苔，脉滑数等症状。宜清热润燥、生津止渴。

（2）肠燥津伤型：常见症状为多食易饥，口渴多饮，大便燥急，舌红少津，脉实有力。宜清胃泻火，养阴增液。

（3）脾胃气虚型：常见症状为口渴多饮，多食与便溏并见；或饮食减少，精神不振，四肢乏力，舌味清淡、苔白而干，脉细弱无力。

（4）肝肾阴虚型：常见症状为尿频且量多，浑浊如脂膏，腰膝酸软无力，头昏耳鸣，皮肤干燥，全身瘙痒，舌红少苔，脉细数。

（5）阴阳两亏型：常见症状为排尿频繁，浑浊如膏，手足心热，咽干舌燥，脉沉细无力。宜阴阳双补，生津止渴。

❤ 自我按摩可辅助治疗糖尿病

糖尿病患者因病情程度不同，按摩的作用也不太一样。调查发现，按摩对轻型糖尿病患者能起到较好的治疗效果，但对于中、重型患者，仅可以起到一个辅助作用，只能改善糖尿病并发症的一些症状，主要治疗还是应采取药物及饮食控制。

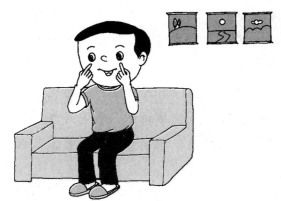

作为辅助治疗的方法，按摩可以增加胰岛素的分泌，加速糖的利用，降低糖的吸收。按摩还可以调整患者的中枢系统，使糖代谢逐渐正常，改善微循环，防治并

发症。

　　自我按摩之前，糖尿病患者应先锻炼自己的身体，尤其是手指，这样才能使手劲变大，准确有力地按摩目标穴位，可达到按摩的效果。需要注意的是糖尿病患者一定要坚持按摩，千万不能三天打鱼，两天晒网，以免前期的按摩失去原本的效果。

　　糖尿病患者经常进行自我按摩可有效控制血糖，缓解病情。患者双手紧贴在腹部，手指由胸骨慢慢往下推至中极穴，推的过程中要用力，坚持2~3分钟即可；将手掌的掌根放在腰侧，然后用力往另一侧腰侧推去，推过去之后，患者收掌，改用手指指腹接触腰侧，摩擦退回原处。来回推擦2~3分钟即可。

❤ 治疗糖尿病常用的按摩穴位

　　睛明穴。此穴位于面部，目内眦角稍上方凹陷处即是。

　　攒竹穴。此穴位于面部，当眉头陷中。眶上切迹处即是。

　　迎香穴。此穴位于面部，在鼻翼旁开1厘米皱纹中。

　　风池穴。此穴位于颈部，胸锁乳突肌与斜方肌上端之间的凹陷处即是。

　　脾俞穴。此穴位于身体背部，当第十一胸椎棘突下，左右旁开二指宽处即是。

　　胃俞穴。此穴位于身体背部，当第十二胸椎棘突下，左右旁开二指宽处即是。

　　三焦俞穴。此穴位于身体腰部，当第一腰椎棘突下，左右旁开二指宽处即是。

　　肾俞穴。此穴位于身体腰部，当第二腰椎棘突下，左右旁开二指宽处即是。

神阙穴。此穴位于身体腹中部，肚脐中央即是。

血海穴。此穴位于大腿内侧，髌底内侧往上2寸，当股四头肌内侧的隆起处即是。

阴陵泉穴。此穴位于小腿内侧，当胫骨内侧髁后下方的凹陷处即是。

地机穴。此穴位于小腿内侧，当内踝尖与阴陵泉穴的连线上，在阴陵泉穴的下3寸处。

三阴交穴。此穴位于小腿内侧，当足内踝尖上3寸，胫骨内侧偏后方即是。

太溪穴。此穴位于足部内侧，内踝后方，当内踝尖与跟腱处的凹陷处即是。

涌泉穴。此穴位于足底部，屈足时足底前部凹陷处即是。

❤ 自我按摩的降糖方法

糖尿病患者双手抱成球状，拇指朝上，小指朝下，掌根朝向腹部按压在肚脐旁的大横穴处。按摩时掌根按在大横穴，小指放于关元穴，大拇指放在中脘穴，放好后，整个手掌微微用力往下按，然后快速地颤动，颤动的频率以每分钟150次为宜。

此法可有效降低血糖、降压，便秘患者也适宜。糖尿病患者可在饭后半小时及睡前半小时使用此法按摩，每次按摩以3~5分钟为宜。

另外，扣击左侧肋部也有降低血糖的作用。具体做法也十分简单，那就是分别在肋骨及上腹部轻轻扣击2分钟左右。按摩内踝上三寸的三阴交穴，也有降低血糖的作用，按摩此穴时左右两脚都应进行，每只脚上的穴位应按摩3分钟左右。

❤ 按摩保健治疗糖尿病

除了药物及饮食控制外，按摩保健也能有效防治糖尿病。按摩有益肾固气、健脾和胃、通经活络的作用，按摩中，可以增加糖尿病患者的胰岛素分泌，使糖加速利用，以达到降低糖吸收、改善微循环的目的。

这里介绍一种按摩操，糖尿病患者可每日自行练习。此操不仅对糖尿病有良好的辅助治疗作用，还能预防及改善糖尿病的并发症，可谓好处多多。具体做法如下：

糖尿病患者用拇指轻叩掌心，其余四指握拳，将拇指扣在内侧，放在身体两侧。患者双脚五趾用力，做抓地动作，眼球顺时针、逆时针分别转动30次；双手放于腹部胰脏体表投影区，然后由外向内做推拉运动，交替完成30次；双手放于腹部神阙穴，顺时针、逆时针分别揉搓30次；双手握拳放于腰间，分别找到脾俞穴、胃俞穴、三焦俞穴及肾俞穴，用指关节各揉半分钟左右。

❤ 指压疗法降血糖

指压疗法操作简单，疗效显著，能使体内邪气通过经络排出体外，协调脏腑功能，达到降低血糖、治疗糖尿病的目的。常见的指压降糖法有：

取胰点、大椎、尺泽等穴。先用大拇指同时按压糖尿病患者两侧的胰点穴，继而再加按大椎和尺泽两穴。每次按压10分钟左右，每天3次。需要注意的是，如果糖尿病患者尿频、量多的症状并不严重，大椎和尺泽穴可不按压。

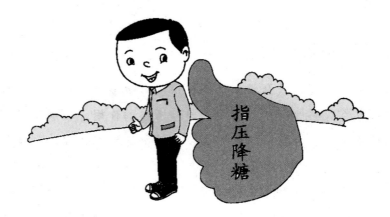

　　另取曲池、脾俞、阳陵泉、阴陵泉、足三里、三阴交等穴。指压或按揉糖尿病患者的曲池、脾俞、阳陵泉、阴陵泉、足三里、三阴交穴，每穴1~2分钟，每日1~2次。

❤ 按摩疗法降血糖

　　按摩疗法是通过按摩手法循经取穴，在患者体表特定部位和穴位上施加刺激，通过经络的传导，调节经络和脏腑功能，以达到治疗疾病的目的。按摩可改善机体的功能，对糖尿病、高血压病、胆囊炎、偏瘫等疾病都有一定治疗作用。

　　取阳池、脾俞、肾俞、三阴交、照海等穴。糖尿病患者俯卧，按摩者站于患者体侧，先以拇指腹揉按(压)，再以手指叩击上述穴位。每次操作20分钟左右。按摩结束后，再用降糖散敷脐，每日治疗或换药1次。

　　取肺俞、胃俞、手三里、足三里、三阴交、肾俞、气海、中脘、合谷、内关、外关等穴。按摩者按揉糖尿病患者的肺俞、胃俞、手三里、足三里、三阴交等穴各3分钟；揉、擦肾俞3分钟；揉气海3分钟；摩中脘3分钟；拿合谷、内关、外关各30次。每日或隔日按摩1次，15次为1个疗程。

取胰俞、内关、足三里、手三里、涌泉等穴及腹部、背部进行按摩。按摩者点揉糖尿病患者的背腧穴，握拳从大椎穴处沿脊柱两旁自上而下做揉捻动作。在第8胸椎棘突旁内胰俞穴处，要重点揉捻。反复数遍，约3分钟，以患者有发热感为宜。搓背，以手背代掌在同侧背部搓擦，待发热后交换另一手，交替进行约2分钟。

摩腹，用手掌在腹部轻轻抚摩，按逆时针方向进行，尤其在关元、气海穴重点抚摩，按摩100～200次即可。点揉，点揉内关、足三里、手三里穴，各1分钟。搓擦涌泉，双手摩擦发热后，搓擦涌泉。叩击，用双拳轻叩腰背部，力量适中，当感到酸胀、发热时，结束手法治疗。每日或隔日治疗1次，每次按摩20～30分钟，15次为1个疗程，疗程间隔5天。

❤ 揉压穴位降糖法

取天枢、膻中、阴陵泉、气海、三阴交、关元、中脘、梁门、章门、肩井、内关、脾俞、胃俞、肾俞等穴。首先，让糖尿病患者仰卧或俯卧。按摩者站在患者体侧，分别揉、压（按）、点、叩上述穴位，每次5分钟。每日或隔日1次，10次为1疗程。

取胰俞、肝俞、胃俞、肾俞、地机、三阴交、涌泉、期门、中脘、下脘、梁门、行间等穴。糖尿病患者俯卧，按摩者站在患者旁边，分别用手掌、拇指、肘前、臂沿患者脊椎两侧膀胱经一、二侧线，自第8胸椎至第2腰椎施揉法、拨揉、点揉法、肘压法，反复操作10分钟左右。患者依旧俯卧，按摩者用手指沿小腿三阴经走行线，从踝部至膝部来回轻拿、轻揉后，再用拇指点地机、三阴交，然后顺经推，点揉涌泉穴，揉约5分钟即可。

❤ 按摩降糖法

糖尿病患者可以自己按摩腹部、腰背部、四肢等部位的经络、穴位，以达到疏通经络、调和气血、益肾补虚等功效。具体做法如下：

糖尿病患者早晨起床后或临睡前坐在床边，两腿自然下垂，腰部挺直。两手置于腰部肾俞穴，上下加压按摩肾区各30次，再采用顺时针、逆时针旋转摩擦各30次，以感到温热为宜。

早晨起床后或临睡前，糖尿病患者取卧位，双手交叠置于下腹部。以肚脐为中心，手掌绕肚脐顺时针、逆时针旋转按摩各40次。按摩的力量应以自我感觉舒适为宜。

❤ 改善神经病变的按摩方法

神经病变是糖尿病较常见的并发症之一，由周围神经病变引起，主要表现为下肢麻木、疼痛、感觉不灵敏、出现感觉障碍等。很多糖尿病患者都为此苦恼不已，越来越麻木的感觉使他们觉得没有生存感，常常对生活充满悲观情绪。另外，还有一些糖尿病患者因为感觉不灵敏，而屡屡发生烫伤、灼伤等意外，严重影响患者的生活质量及生命安全。

其实，神经病变也可以采用自我按摩的方法进行改善和治疗。具体的按摩方法是：糖尿病患者每天用手揉压双脚足三里处1分钟，以有酸胀感为宜；最后找到血海穴，每天用手指揉压两侧血海穴1分钟；找到大腿内侧的梁丘穴，糖尿病患者每天用手指按摩梁丘穴1分钟；最后找到小腿外侧的承山穴，糖尿病患者每天用手指揉压承山穴1分钟。

♥ 并发眼部疾病如何按摩

糖尿病另一最常见的并发症便是眼部疾病。患糖尿病5年以上的患者，视力会逐渐下降，若血糖控制不理想，还有可能提前发生眼底出血等视网膜病变，严重时还有可能导致失明，令患者失去对生活的希望。

这里，就教大家如何利用自我按摩来防治视网膜病变，糖尿病患者如果能每天坚持做以下按摩，便可起到良好的预防及治疗作用。

首先，糖尿病患者选准四白穴，然后用拇指指腹轻轻按揉四白穴1分钟；再找到睛明穴，轻轻按揉睛明穴1分钟；将手指放在眉毛内端的攒竹穴处，轻轻揉压1分钟；手指放在太阳穴的位置上，轻轻揉压太阳穴1分钟；糖尿病患者双手食指弯曲，放在眼眶上，由内向外轻刮1分钟。

♥ 哪些穴位治疗上消

中医将糖尿病称之为消渴病，根据不同的症状，将消渴分为上消、中消和下消。上消属肺，表现为口渴多饮，治疗上消应选取胰俞穴、鱼际穴和太溪穴。

胰俞穴是治疗糖尿病的经验效穴，刺激该穴位，可调节胰

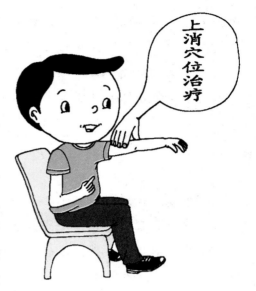

岛素的分泌，改善胰岛素分泌不足的情况。鱼际穴可以滋阴降火，刺激该穴位可降燥热，滋养肺部。太溪穴可补肺阴，也是按摩中常用到的穴位。

这三穴基本上都以按摩为主，每天闲暇时先大力揉捏鱼际穴3分钟，将两侧的鱼际穴揉捏的有酸痛感后，再在胰俞穴上拔罐，时间以5~10分钟为宜。拔罐结束后，再用手指按摩两侧胰俞穴，最后按摩太溪穴，约3分钟。

❤ 哪些穴位治疗中消

中消属胃，多表现为多饮多食，治疗中消常选取胰俞穴、内庭穴和太溪穴。中医认为，治疗中消，一定要补足胃阴。很多时候，中消糖尿病患者吃入腹中的食物并没有转化成身体所需要的物质，而是很快被排泄掉。很容易引起胃火偏盛，使肠道功能紊乱，时间一长常引起便秘。所以，除了要选取胰俞穴，还应选取内庭穴泄胃火，而后再选取太溪穴补肾阴、肺阴。

糖尿病患者可在每天早上七八点钟时，按摩身体两侧的内庭穴，持续3~5分钟，以感觉酸胀、胀痛为宜。在按摩内庭穴时，最好是从脚趾揉向脚跟，这样效果才会更好。晚上8点钟左右再按照这个方法将两侧内庭穴按摩一次，然后在胰俞穴处拔罐，时间以5~10分钟为宜。拔罐结束后，轻柔按摩胰俞穴2分钟左右，最后按摩太溪穴约3分钟即可。

❤ 哪些穴位治疗下消

下消属肾，多表现为多饮多尿，治疗下消常选取胰俞穴、肾俞穴、太冲穴及太溪穴。下消患者常尿频尿多，并且尿的颜色浑浊，常感觉口干舌燥、腰膝酸软等。这都是因为下消患者肾阴不足所造成的。肾阴不足便会使肾收藏功能减弱，导致小便频繁。所以，在治疗下消时，除了选取胰俞穴，还应选取肾俞和太溪穴补肾阴，为了降虚火，另选取了太冲穴。

每天临睡前患者应先用热水泡脚，然后按摩太冲穴3~5分钟。太冲穴按摩完毕后，接着按摩太溪穴，以3分钟为宜。最后，在肾俞穴及胰俞穴上拔罐，5~10分钟之后取罐，并继续轻揉肾俞穴及胰俞穴2分钟左右即可。

❤ 降低血糖的梳头按摩法

梳头可以刺激头部穴位和脏腑相对应于头部体表的全息区，每天抽出一点时间梳梳头，便可达到治疗疾病、强身健体的效果。经常梳头，可使因刺激而产生的生物信息，通过经络和全息的传感关系，使头部的毛孔开放，促使邪气外泄。同时，梳头还可疏通经络，宣通气血，提升阳气，调理脏腑，提高机体抗病能力。

糖尿病患者可以使用梳头疗法达到强身健体、降糖控糖的目的。梳头降糖常用到的穴位有内分泌、胰胆、三焦、皮质下等穴部治疗区及头部全息穴区带。糖尿病患者在梳头时，只要梳理到这些穴区便可达到降糖的作用。

首先，在梳头时，糖尿病患者应手持梳子与头发成90°角，梳齿深触本神1区（双侧）、囟会2区，用平梳法上下梳刮，每区梳3分钟，每分钟大约梳80次；用手指捏揉皮质下、内分泌穴各2分钟，每分钟大约60次；用梳棒按压胰胆、三焦穴，用揉法按摩每穴2分钟，每分钟按摩60次。

❤ 揉头推脚可降糖

揉头降糖法。糖尿病患者举起双手放置在头部，拇指和中指指尖按压在迎香穴上，双手微微用力，轻轻颤动，刺激迎香穴；拇指按压在风池穴上，微微向下用力揉压，按压风池穴可使气血通畅，能达到疏筋活络的作用；手指紧按在头顶，然后双手微用力向下按压头皮，此法可改善大脑血液循环。

推拿四肢降糖法。推拿四肢可改善四肢微循环，促进新陈代谢，加速细胞对糖的吸收和利用，有明显的降低血糖、改善并发症的作用。一只手放在另一只手的手臂内侧，然后从手腕处轻轻往上推，直至腋部，进行3~5分钟，双手交替推拿；双手放在大腿内侧，然后从大腿内侧根部往下推，直到脚腕部停止，再将双手放置于足后跟处，然后从后根处慢慢往上推，进行5分钟左右。

❤ 预防糖尿病足如何按摩

在进行足部按摩前，最好先准备一些足部按摩膏，按摩膏会起到润滑作用，避免伤害到皮肤。开始按摩时，糖尿病患者应仰卧在床上，依次按揉左足上的腹腔神经丛、肾上腺、肾脏、输尿管、膀胱反射区，分别按3~5分钟。

按摩完这4处之后，再选取心脏反射区域，按摩3~5分钟；接着，手指移到头、眼、胃、十二指肠等反射区，再按压约5分钟；找到涌泉、太溪两穴，分别按压3分钟。

最后，再回到肾上腺、肾脏、输尿管、膀胱等反射区，再次揉压3~5分钟。按摩结束后，糖尿病患者最好能喝些温开水。需要注意的是糖尿病患者若伴有酮症酸中毒，不宜使用此法进行按摩。

❤ 物理疗法治疗糖尿病足

糖尿病足是由足部神经病变及血管病变引起的，属于难以治疗的下肢疼痛或缺血性溃疡的糖尿病并发症之一。

无论是糖尿病的哪种并发症，在治疗中都应严格控制血糖。糖尿病足大多数会发生溃疡，所以此类患者还应预防感染，改善局部血液循环，在使用抗凝药物治疗的基础上，联合物理疗法，以便取得较好的疗效。

首先，可使用磁疗等方式来促进下肢或局部的血液循环，使溃疡加速愈合。如果患者创面感染较严重，有较多的分泌物，则应多进行日光浴等，使病足得到充足的紫外线照射。此外，还应适量地进行一些肌肉运动，增强机体的抵抗力。对于完全不适宜进行体育锻炼的患者，可使用按摩疗法，对病患处进行按摩治疗。

❤ 腿部按摩可防病变

很多糖尿病患者总是会感觉腿部肌肉肿胀僵硬，常处于紧绷状态，有时腿部皮肤还会出现许多红点，奇痒难耐，令患者痛苦不已。其实，这些都跟糖尿病周围神经病变及血管病变有关。

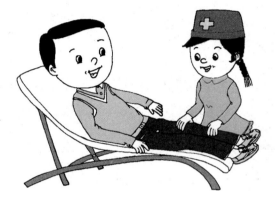

当糖尿病患者血糖控制不理想时，就会使病情加重，导致下肢动脉发生病变，供血不足，使血管变得狭窄，严重影响血液循环系统。这种情况下，腿部就会出现紧绷、僵硬感。这时，糖尿病患者可对腿部进行一些按摩，以缓解这种情况，改善下肢循环系统。

糖尿病患者取坐位，双手放在双腿两侧，然后由上到下轻轻拍打双腿，拍打3~5分钟后，再将双手放在双腿外侧，上上下下来回摩擦双腿约3分钟。按摩后，应以双腿有轻松感，脚底微微发热为宜。

二、器具理疗治疗糖尿病

中医传承几千年而不衰，这是因为中医对治疗疾病有许多独到的优势，尤其对慢性疾病更是积累了很多有效的治疗方式，除了按摩以外，拔罐、刮痧、针灸等都对糖尿病具有控制作用，而且还可以疏通经络、协调肺腑功能，好处数不胜数。

❤ 针灸降糖效果好

传统的针灸也能对糖尿病有良好的治疗作用。研究发现，针灸可以使糖尿病患者的病情有不同程度的改善，使血糖明显下降，有些患者在经过针灸后，血糖亦能完全恢复正常。

针灸对2型糖尿病中的胰岛素抵抗型患者治疗效果更加明显。主要是因为针灸可以激活胰岛素，促使胰岛素分泌，从而使血糖下降，达到降低血糖的目的。针灸能调节交感和副交感神经之间的平衡，使外周组织对胰岛素的反应更加敏感，当人体处在高血糖状态下时，针灸能促使外周组织加速对葡萄糖的利用，从而降低血糖。

虽然针灸能有效治疗糖尿病，但还是存在着一些不足。因为针灸的幅度有限，所以对于严重的糖尿病患者作用效果不大。另外，对于一些糖尿病并发症，针灸的作用效果不强，如糖尿病并发白内障、视网膜病变等眼部并发症，针灸的治疗效果还未得到肯定，有待临床研究。

❤ 如何给糖尿病患者针灸

中医将糖尿病称之为消渴病。在古代，针灸被广泛应用于消渴病的治疗中。早在马王堆出土的《足臂十一脉灸经》中，便有了针灸治疗消渴病的记载。在现代，针灸师将中西医理论结合在一起，将针灸疗法应用在糖尿病患者身上，取得了显著疗效。

针灸可改善糖尿病患者的多饮、多食、多尿及乏力、肢体疼痛等症状，还可改善患者的胰岛素抵抗，能延缓及减轻微血管病变的发生及发展。在治疗中，常以针灸疗法及针灸配合药物这两种方法对糖尿病进行治疗。

病情较轻的糖尿病患者可以采用单独针灸的方法控制病情。使用针灸疗法后，这类患者可不再接受药物治疗，一样也能将血糖控制在理想范围内。对于单独使用针灸疗法血糖控制不理想的患者，可采取服药配合针灸治疗的方法。这样不仅使患者的血糖水平保持在较平稳的水平，还能减少患者的用药量，减轻药物所带来的不良反应。

❤ 针灸降糖选哪些穴位

针灸可使胰岛素靶细胞受体功能增强，使胰岛素对糖元的合成代谢功能增强，加大氧化酵解和组织利用的功能，起到降低血糖的作用。针灸还能改善微循环，防止血栓形成，能减少糖尿病并发症的发生率。

选取脾俞穴、膈俞穴、胰俞穴、足三里穴、三阴交穴为主穴，然后以肺俞穴、胃俞穴、肝俞穴、中脘穴、关元穴及阴陵泉穴为配穴。针灸时缓慢捻转，以针中度刺激以上穴位。每日进行1次，刺针后15分钟左右再拔出，一般10次为一个疗程。

选取脾俞穴、膈俞穴、足三里穴为主穴，配穴以具体情况而定。若糖尿病患者表现为多食易饥或便秘症状，则以胃俞穴、丰隆穴为配穴；若糖尿病患者表现为多尿、耳鸣等，则以肾俞穴、关元穴、复溜穴为配穴；若患者表现为多饮烦渴等，则以肺俞穴、意舍穴为配穴。在针灸时，以患者对针灸有较强感觉为宜，针灸后留针15分钟左右再拔出，拔针前应再运针1次。

❤ 针灸降糖应注意哪些事情

在给糖尿病患者进行针灸时应注意以下情况：

针灸前患者应将身体清洗干净，尤其是针灸部位；针灸时患者应穿着宽松，不宜穿紧身衣裤；针具应进行严格消毒，下针时应避开血管部位；患者在针灸时应保持较舒适的体位，切勿在下针过程中翻动身体，以免引起疼痛；施针过程中患者应保持心情舒畅，切勿大喜大怒。

当糖尿病患者发生以下情况时不宜针灸：

因饥饿、疲惫等出现低血糖反应时，患者不宜马上针灸；妊娠糖尿病患者不宜进行针灸治疗；有糖尿病酮症酸中毒或糖尿病高渗昏迷症状的患者不宜针灸治疗；糖尿病患者皮肤溃疡、感染时不宜针灸治疗；糖尿病患者若晕针也不宜进行针灸治疗。

❤ 为什么针灸会"失效"

在针灸治疗糖尿病时，一般采用体针和耳针相结合的方式进行治疗。耳针治疗可减轻糖尿病患者的饥饿感，降低了患者食欲，控制了热量的摄入，针灸还能帮助调节患者的内分泌功能。但是有些时候，针灸疗法会出现或多或少的"失效"现象，明明能调节血糖水平，最后却无法控制。这是为什么呢？

原来，针灸治疗在用穴时，对于不同证型的糖尿病有不同的配穴方法及运针手法，这些不同的方法在治疗过程中能产生不同的作用。有些没有经验的施针者往往注意不到这一点，忽略了配穴和手法的重要性，使得治疗效果不理想。

另外，有些糖尿病患者需要坚持几个疗程才能使血糖逐渐平稳，如肥胖型糖尿病患者。这类患者若想使血糖保持在较正常的范围内，首先应先将体重控制在正常水平，所以，针灸的同时会考虑到体重因素，必须坚持3~5个疗程才会看到治疗效果。

❤ 耳针疗法如何选穴位

耳针疗法简称耳针，是以毫针、艾灸等对耳廓穴位进行刺激的一种治病方法。中医治疗中，常以耳针疗法治疗一些慢性疾病，如糖尿病、高血压等。在治疗糖尿病时，耳针疗法也有一些常用的选穴方法。

取胰、内分泌、肾、三焦、耳迷根、心、肝等穴位，以针轻轻刺之，略有刺感为宜。每次只取3~5穴，刺针后20分钟左右

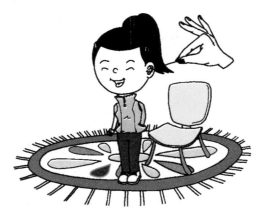

再拔出，隔日1次，10次为一个疗程；取胰、胆、肝、肾、缘中、交感等穴位为主穴，以三焦、渴点、饥点为配穴。施针时每次选4~6穴，以捻转法运针约1分钟，刺针后应留针2小时左右，留针期间，每半个小时再运针1次，两耳交替，10次为一个疗程。

　　需要注意的是，在使用耳针疗法时，若糖尿病患者耳部皮肤有感染、溃疡时，应谨慎施针，有出血者及妊娠糖尿病患者不宜使用针灸疗法。当糖尿病患者感觉到饥饿、疲劳时，应先进食、休息后再进行针灸，不应立即施针。

♥ 耳穴降糖疗法是什么

　　耳穴疗法历史悠久，是中医药学的宝贵遗产。耳穴疗法主要是刺激耳廓的神经和血管，起到调节机体内分泌及脏器功能的作用。耳穴疗法可刺激迷走神经，影响胰岛素分泌，达到降低血糖的目的。

　　耳穴疗法可治疗多种疾病，主要适用于：因内分泌代谢紊乱而引起的单纯性肥胖、糖尿病等；因糖尿病引起的腰腿疼痛、肢体麻木等症；并能有效缓解糖尿病患者失眠现象。

　　耳穴与人体脏腑经络密切相关，通过刺激耳部穴位或某脏器反应点，都可起到调整脏腑功能及人体内分泌系统的疗效，达到治病防病的作用。

❤ 耳穴疗法应注意什么

在进行耳穴疗法时应先将耳部清洗干净，然后找到疾病的压痛点或穴位，进行按压。耳穴的分布是有规律的，一般来说，耳垂上的穴位多映射头面部位；耳舟部位的穴位多映射上肢；躯干及下肢相对应的耳穴则多分布在耳轮体部；耳甲艇及耳甲腔处则多分布着与内脏相应的耳穴。

在寻找疾病的压痛点时，可用压痛点探查方法。最方便的是用指甲尖在与疾病相对应的穴位处进行按压。若不明确所患疾病的反应部位在哪，也可由上而下、由外而内对整个耳部进行探查。

一旦压迫到疾病的反应点时，患者会有较剧烈的疼痛感，找到压痛点后，再根据压痛点所在的区域进行分析。在进行探查时，手法一定要轻柔，将整个耳部揉压一遍。

❤ 耳穴贴压疗法治糖尿病

如果糖尿病患者经常感觉到易饥多食、烦渴、头晕等，不妨试一试耳穴贴压疗法。经过10次左右的耳穴贴压疗法的治疗，糖尿病患者的尿糖可逐渐减少，但空腹血糖控制较慢，且对重型糖尿病患者作用不大。

1. 取胰胆、缘中、内分泌等穴部。选取穴部后，用手在敏感点按压，病程短者用对压手法，病程长者用轻柔按摩法，每天按压1次，每次只按压一侧耳穴，两耳交替使用，10次为一个疗程。疗程间休息5~7天。

2. 取胰、内分泌等穴部。用此法时，糖尿病患者应先用毫针刺激耳穴，再用王不留行籽贴压，每次每穴按压1~2分钟，每天按压3次或4次，3~7天换1次，10次为一个疗程。

3. 取胰胆、内分泌、肾、三焦、耳迷根等穴部。糖尿病患者在进行此疗法时，每次只选取3~5穴，然后用王不留行籽贴压耳穴，每次每穴按压1分钟，每3天更换1次，10次为一个疗程。

♥ 蜂针疗法好处多

蜂针疗法是人们利用蜜蜂螫器官为针具，循经络皮部和穴位对患者施行不同手法的针刺，用来防治各种疾病的方法。蜂针疗法常用来治疗因糖尿病而引起的周身不适、免疫力低下、各类神经痛等症。

蜂针在刺激人体经络穴位的同时还能自动注入皮内适量的蜂针液，具有独特的药理作用，并兼具温灸效应。在使用蜂针疗法时，应首先了解患者的具体病种及病情的轻重程度，再决定施针手法及疗程长短。一般病症只需每天治疗1次，10次为1个疗程，经过1~2个疗程后，便可取得显著效果。

初次接受蜂针的患者可能会出现治疗点或身体的某些部位发生肿、痒和淋巴结肿大的现象，这是蜂针温经通络的正常反应，无需用药这些症状会自行消失。需要注意的是，过敏体质的患者及10岁以下的儿童、荨麻疹患者不宜使用蜂针疗法进行治疗。

蜂针疗法对人体安全，没有毒副作用。有研究发现，孕妇在接受了少量蜂针后，胎儿发育更加健全。所以，妊娠糖尿病患者也可放心使用此法。

蜂针液中含有一种易挥发物性成分，这种挥发物可温经通脉、扶阳散寒，对人体十分有利。在使用蜂针疗法时，糖尿病患者应先进行过敏试验。因为蜂针液中含有少量蜂毒，有些患者对蜂毒有过敏反应，一旦治疗过程中发生过敏，不但不会起到治疗效果，还会对身体造成伤害。

另外，糖尿病患者在接受治疗前，应先将受蜇部位用温水和肥皂洗净，然后医生用镊子捏住蜜蜂的头部，再将蜜蜂尾部置于受蜇部位。这时，蜜蜂会本能地将蜂针刺入患者皮肤中。当蜂针刺入皮肤后，医生再手持镊子轻提蜜蜂身体，蜜蜂的身体与蜂针会自然脱离。蜂针刺入15~30分钟后，取出蜇针，整个治疗过程完成。

❤ 中药泡脚防治病足

中药泡脚是一种简便易行的健身方法，医学上也称作足浴疗法，是指每天晚上临睡前用温热水泡脚。

糖尿病足是糖尿病患者在病程中晚期因末梢神经病变、下肢动脉供血不足及细菌感染等多种因素引起的足部疼痛、皮肤溃疡甚至肢端坏疽等病变。糖尿病患者一旦并发糖尿病足将会非常痛苦，也难以治疗。所以，足浴对糖尿病患者十分重要。

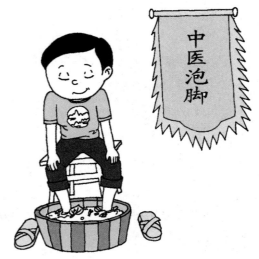

中医泡脚

经常泡脚可使足部温度升高，能促进局部毛细血管扩张，加速血液循环，有效预防和消除足部酸痛和肿胀，消除疲劳。同时，泡脚还可以对四肢末梢神经系统产生较为温和的刺激，能有效防治肢端末梢神经病变。所以说，糖尿病患者应经常泡脚，并在泡脚过程中按摩涌泉穴、太溪穴和然谷穴，经常按摩这三个穴位，对降低血糖十分有利。

❤ 刮痧降糖法

刮痧疗法是一种独特的自然疗法。它疗效显著，操作简单，主要是疏通机体经络气血，从而使体内邪气外泄，达到治疗疾病的目的。刮痧用到的刮痧板由天然水牛角制成，水牛角本身也是一味中药材，味辛、咸，性寒，有清热解毒、发散行气之功效。

刮痧对2型糖尿病有很好的治疗效果，糖尿病患者在进行刮痧疗法时应注意改善生活环境，稳定自身情绪，保持心情平静。如能坚持刮痧疗法数月甚至数年，对防治2型糖尿病患者的心、脑、肾并发症大有益处。

取大椎、大杼、膏肓俞、神堂。配穴：脾俞、肾俞、廉泉、中脘、关元、太渊、神门、三阴交、然谷等穴。先刮主穴至出现痧痕为止，再刮配穴。每日1次。

取胸1至腰2及其两侧，腹中线、手背区、小腿内、外侧区等穴部。先刮胸1至腰2及其两侧5行，刮至出现痧痕时，再刮腹中线，然后刮手背区、小腿内外侧区。每日1次，10次为1个疗程。

取脊柱两侧和腰骶椎及其两侧、肺俞、中脘、下腹部、腹股沟区、膝弯区及异常发现部位、患者主诉症状的某些部位。

先在糖尿病患者脊柱两侧轻刮3行至出现泛红为止，再转而刮肺俞和腰骶椎及其两侧5行，直至出现痧痕为止，点揉中脘，刮下腹部、腹股沟区和异常发现部位、患者主诉症状的某些部位及膝弯区。每日1次，10次为1个疗程。

取大椎、肺俞、肝俞、脾俞、肾俞、命门、中脘、关元、曲池、太渊、鱼际、合谷、足三里、三阴交、内庭、太溪、太冲等穴。用此法时，应先刮背部的大椎、肺俞、肝俞、脾俞、肾俞、命门，再刮腹部的中脘、关元，然后刮上肢部的曲池、太渊、鱼际、合谷，最后刮下肢部的足三里、三阴交、内庭、太溪、太冲穴。刮至微现痧痕为宜。此法应隔日进行1次。

❤ 糖尿病患者应小心热疗

已患病多年的糖尿病患者，一般伴有周围神经病变，身体感知不是很灵敏，尤其是对冷热的感知十分迟钝。所以，糖尿病患者在进行热疗时应小心谨慎，避免烫伤、灼伤等情况发生。

营养较差，并有明显的神经及微血管并发症的糖尿病患者常伴发一种特异性皮肤病变。主要症状为皮肤表面有灼伤样水疱或大疱，常以中老年患者为主。这种情况多是因使用烤炉、热疗及红外线仪之类的设备时，被烫伤、灼伤引起的。

中老年糖尿病患者对温度的感觉不敏感，在进行热疗时，有时温度过热却感觉不到烫，若没有及时远离热源，很容易被烫伤，引起皮肤病变。另外，中老年糖尿病患者在泡脚时也应注意，尤其是冬天时，切忌直接用脚试水温。因为，冬天的时候，患者对温度的感觉更加不灵敏，若此时用自己的脚试水温，也很容易发生烫伤。

❤ 拔罐疗法降血糖

拔罐疗法主要是以罐为工具，用燃烧、抽气等方法，造成罐内负压，使罐吸附于有关穴位，产生温热刺激，可帮助人体疏通经络，协调脏腑功能，促进机体功能恢复，使疾病逐渐好转或痊愈。

现在，家庭中一般使用抽气罐和玻璃罐进行拔罐。抽气罐不用火力排气，不会烫伤皮肤，使用安全，易学易用。患者在使用时应根据穴位和病情轻重，掌控好吸拔力度和时间，一般以穴位皮肤温热略红为宜。玻璃罐口小肚大，下端开口，质地透明。患者在使用时可以观察到施罐穴位的皮肤充血程度，能灵活掌握刺激强度和留罐时间。一般以皮肤温热、潮红或出现瘀点为宜。具体的操作方法如下。

取肾俞、肺俞、胃俞、大肠俞、阳池等穴。每次选1个穴位。每日1次，10次为1个疗程。

取脾俞、胰俞、膈俞、足三里等穴。依次拔罐，隔日1次，10次为1疗程。

取天枢、阳池、肾俞、三焦俞等穴。依次拔罐，每日或隔日1次，10次为1个疗程。

取大肠俞、阳池等穴。上消配肺俞、大椎；中消配胃俞、曲池；下消配肾俞、关元。胃热或阴虚火旺型亦可用刺络拔罐法，或针刺后拔罐法。拔罐后患者应外用降糖散敷脐。每日或隔日治疗1次，10次为1个疗程。

取阳池、华佗夹脊等穴。患者应先以梅花针叩刺阳池，再在华佗夹脊从上至下轻叩3~5遍(以不见血为度)。然后在应拔部位和罐口涂以液状石蜡，走罐至皮肤潮红为度。每日或隔日1次，10次为1个疗程。同时外用降糖散敷脐。

❤ 拔罐疗法应注意什么

　　糖尿病患者在进行拔罐疗法时，若操作不当，很容易发生低血糖、感染等一系列并发症。所以，糖尿病患者在进行拔罐疗法时应注意以下问题：

　　若有全身性水肿、咯血、中度或重度心脏病的糖尿病患者应慎用拔罐疗法。妇女月经期、醉酒、过度疲劳、过饥、过饱、过渴、皮

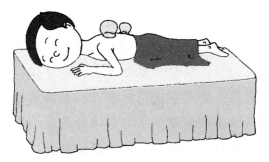

肤破损的患者应禁用拔罐疗法。拔罐治疗中要防止皮肤烫伤或破溃，防止感染，治疗期间应严格控制饮食，尽量多吃蔬菜和豆制品。糖尿病患者在拔罐时应保持室内温暖，避开风口，以免受凉引发感冒等疾病。

　　拔罐时，应在火力正旺时扣罐，扣罐要求稳、准、快。罐具深而大、罐内温度高则吸拔力大；反之则小，扣罐者可根据患者具体病情及需要灵活掌握力度。拔罐期间应多观察患者的局部和全身反应。若患者感觉拔罐部位发热、发紧、发酸、凉气外出、温暖舒适、嗜眠入睡则为正常现象。若患者有晕罐征兆，出现如头晕、恶心、面色苍白、四肢厥冷、呼吸急促、脉细数等症状时应立即取下，让患者喝些温开水，或取少量卧龙散、通关散等吹入患者耳中，以缓解以上不良反应。

合理用药，稳固血糖

人们一旦患上糖尿病就要终身用药。可是，许多人并不了解选药原则、用药细节，也很少关注中西药物的属性，从而经常觉得治疗效果不理想。因此，本章专门为您介绍了用药原则及常见的降糖药物，并且为您讲述了服用降糖药物应注意的事项，帮您专业选药、用药。

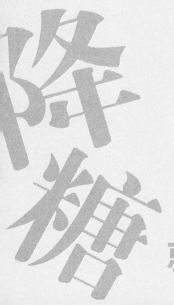

降糖

就 这 么 有 效

一、药物降糖有讲究

糖尿病患者需要终身依赖药物对病情进行控制，可是您究竟对糖尿病的用药了解多少呢？对此，本节将为您全面讲解服用降糖药物的原则及一些相关事项。

❤ 药物与非药物治疗相结合

有些糖尿病患者认为，既然糖尿病需要终身服药治疗，只要遵循医嘱按时服药就行了，像运动疗法、心理疗法这些治疗方法其实都不重要。事实上，这种想法是非常不正确的。单服用降糖药治疗糖尿病的效果有时候并不理想，所以不能忽视非药物治疗的效果。

糖尿病的发生是在遗传和环境背景下，由不良的生活习惯、精神心理等所致。因此，合理饮食、控制体重、消除肥胖、劳逸结合、调节心理、锻炼身体、戒烟限酒等非药物疗法，对糖尿病也都有着极为重要的防治作用。有些轻微的糖尿病患者甚至单用非药物疗法进行治疗，就能取得良好的治疗效果。

另外，还有一些糖尿病患者并不属于轻微型糖尿病，他们觉得依靠非药物治疗手段后血糖、血压下降到了正常水平，于是没有咨询医生就擅自停药，这样做其实也是很危险的。糖尿病治疗贵在坚持，不仅是坚持食疗、运动疗法，药物治疗也应长期坚持。即使血糖维持在正常水平，也不能随意停药，应在医生的指导下逐渐减少用药量。

❤ 忌自行搭配药物

有些患者见医生经常将两三种药物搭配使用，治疗效果显著，于是便自行搭配药物，认为这样做能很快稳定病情，使血糖平稳下来。孰不知，这种做法可能会使病情加重。虽然不同类的降糖药能联合使用，如磺酰脲类加双胍类、双胍类加α－葡萄糖苷酶抑制药、拜糖平加磺酰脲类等。但这些药物却都不宜与同类药物加在一起使用。

研究发现，各类降糖药都可以与胰岛素同时使用，但若是同类药物叠加在一起使用，药效不会增加，反而会引起不良反应，影响降糖效果。如有些糖尿病患者使用格列本脲后降糖效果不佳，又加用格列吡嗪；或者是在使用降糖灵后效果不佳又再加用二甲双胍……这些都是错误的搭配，不但难以达到降低血糖的效果，还有可能引起胃肠道反应、乳酸性酸中毒等并发症。

所以说，糖尿病患者在不完全了解各类药物的药效及相互作用机制时，切忌自行搭配药物，以免发生不良反应，导致病情加重。

❤ 联合用药的原则（一）

在糖尿病治疗中，医生经常会选择两种或三种作用机制不同的药物联合治疗，这样比较合理，治疗效果也较明显。

在治疗2型糖尿病患者中磺酰脲类加双胍类，这种联合用药方式比较普遍。两者的作用机制不同，联合应用有明显的叠加作用，对空腹及餐后血糖均能很好地控制。但这两者在合用时需注意两个问题：一是两者大部分都由肾脏排泄，因此合用时会加重肾脏负担，应注意监测肾功能；二是双胍类虽然单独用时不发生低血糖，但两者合用可能会出现低血糖。当患者服用这两种药发生低血糖时，应首先减少磺脲类药物的用量。

若磺脲类加双胍类两者合用后，餐后血糖仍控制不理想，可加用α-葡萄糖苷酶抑制药。磺脲类加α-葡萄糖苷酶抑制药二者的作用机制不同，联合应用也有叠加作用。研究表明，α-葡萄糖苷酶抑制药还可增加胰岛素的敏感性，这更有助于增加磺脲类药物的降糖效果。

❤ 联合用药的原则（二）

噻唑烷二酮类的降糖作用具有胰岛素剂量依赖性，而磺脲类药物正好可以促进胰岛素释放，因此，很多时候医生也会选择磺脲类与噻唑烷二酮类药物联合应用，起到药效叠加的作用。有研究表明，噻唑烷二酮类能改善糖尿病患者的脂质代谢，这有助于减轻磺脲类降糖药对心血管的不良反应。

双胍类与α-葡萄糖苷酶抑制药合用，在糖尿病治疗中应用也非常普遍，两类药物有明显的协同作用，能显著降低糖尿病患者空腹和餐后血糖，而且对于改善糖尿病患者的脂代谢紊乱也有一定的帮助。但两者合用时会增加胃肠道的不良反应，糖尿病患者在用药时应多注意这一点。

瑞格列奈能刺激胰岛素分泌，因而与双胍类、噻唑烷二酮类合用有协同作用。另外，胰岛素促泌药、胰岛素增敏药、

α-葡萄糖苷酶抑制药几类药物都可以与胰岛素联合使用，特别是胰岛素增敏药与胰岛素联合使用，有利于控制血糖、降脂、改善脂代谢、减少高胰岛素血症、减少低血糖发生、减少心血管并发症的发生并能减轻体重。

❤ 手术治疗后的护理

糖尿病患者在进行手术时最好把血糖控制在8.33～16.65毫摩/升。手术顺利结束后，糖尿病患者不要以为就可以松口气了，术后的护理更重要。有些患者就是因为术后护理不当引发术后感染，甚至导致死亡。

糖尿病患者手术前，一般要把血糖控制在7.2～8.9毫摩/升，24小时尿糖定量在5～10克或以下，无酮症和酸中毒，使糖尿病控制于稳定状态，尽量避免发生低血糖。手术当日应禁食，并在体内留置导尿管，以便术中及时观察尿量和尿糖、酮体等数据。术后1～3日可进食流质食物，每日需输入200克左右的葡萄

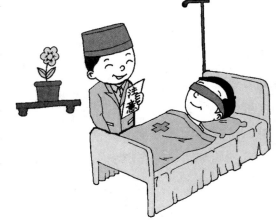

糖作为能量补充。当每日进食主粮达150克时，可停止静脉输入葡萄糖。每进食50克主食，可给予普通胰岛素4～8单位皮下注射，并开始用快速血糖仪监测饭前半小时及饭后2小时的血糖，调整胰岛素用量。这样，糖尿病患者的手术就会和对非糖

尿患者实施手术时一样安全，手术刀口会愈合良好。

❤ 并发眼病术后应如何用药

糖尿病常见的并发症之一便是眼部疾病，一旦眼部发生病变，多需要进行激光手术来治疗，才能使病情缓解，使视力逐渐恢复。需要注意的是，并不是手术做完就可以放心了，术后的护理工作也是十分重要的。所以，糖尿病患者应掌握一些正确的护理方法，避免出现意外。

眼部手术结束后，糖尿病患者应向医生询问正确的滴眼药水方法，不正确的滴眼药水方法可能会使眼部发生感染。糖尿病患者在术后应经常测试单眼视力，时刻注意视力的变化，若出现视物模糊等症状应立刻就医。还有，糖尿病患者应时刻注意用眼卫生，不宜长时间用眼，造成眼疲劳，眼睛发痒或有其他异样时，更不要用手直接揉拭，以免发生感染。

糖尿病并发眼病患者在术后应避免剧烈的运动，在进行运动的时候，最好有家人陪伴在身边，一旦有意外发生，应及时前往医院诊治。术后的一段时间，患者应定期进行视力复查，以便了解术后眼部的康复情况，随时掌握有可能出现的其他异常情况。

❤ 糖尿病患者应遵医嘱服药

任何药物都有其适应证和禁忌证，即便是治疗同一种病的药物也有不同的作用特点。而患者自己对这些药物的特点不一定完全了解，所以很多时候选择的药物并不对症，不但不能取得良好的治疗效果，还可能引起一些副作用，使病情加重。

尤其是糖尿病患者用药时，面对多种多样的降糖药，稍有不慎，便可能使血糖失控，导致严重的不良后果。所以，口服降糖药最好在有糖尿病治疗经验的医师指导下使用，如优降糖，优点是作用强，但正因为作用强，如果血糖本来就不太高的患者，过量服用优降糖就可能引起低血糖症。轻者出现心慌、无力、大汗、饥饿难耐等症状，重者就可能出现昏迷，甚至死亡。降糖灵也是如此，不该服降糖灵的患者，如肝、肾功能不好或年纪太大的患者服用了过量的降糖灵，可能会进一步损害肝、肾功能，有时还能引起致命的乳酸性酸中毒而危及生命。

所以，糖尿病的治疗应对口服降糖药的性能充分掌握，而糖尿病患者一般是不了解这些的，所以口服降糖药必须在医师指导下使用。

❤ 按时按量服药很重要

糖尿病患者若想控制好血糖水平，应做到按时、按量、按规律服药。糖尿病患者最好能制订一个详细的服药时间表，每次服药时都与时间表比对一下，时间一长便可以养成良好的服药习惯。

很多时候，糖尿病患者所需服用的药物并不是单一的一种。这个时候，糖尿病患者可以使用服药标签，用不同的颜色按一周7天分别记录，提前一周把每天应服的药物写在格子里，每服1次药就做1次记号，如画个圈、打个叉等。这种方法也可以减少药物漏服的现象。一旦发生漏服，糖尿病患者还可在时间表的备注栏里写明漏服原因等，防止下一次再出现药物漏服情况。

　　一般情况下，患者要服用的药物种类越多，服药的时间表就会越复杂，服错药的可能性也就会越大。这就需要糖尿病患者坚持准时、正确地服药，以免漏服、错服药物使血糖水平忽高忽低，加重病情。

♥ 了解降糖中成药（一）

　　（1）金芪降糖胶囊：金芪降糖胶囊主要是由黄连、黄芪、金银花等中草药组成，具有清热益气、消渴等功效，适用于2型糖尿病，不仅能有效控制患者血糖水平，还能减少糖尿病并发症的发生。每次5~10粒，每日3次，餐前半小时服用。

　　（2）降糖舒：降糖舒可分为片剂和胶囊，主要是由熟地黄、地黄、玄参、人参、天花粉、丹参、枳壳等多种中草药组成，具有滋阴补肾、生津止渴的作用，适用于口干、便秘，无严重并发症的2型糖尿病患者。每次4片，每日3次，口服。

　　（3）玉泉丸：玉泉丸主要是由黄连、干葛、天花粉、人参、当归等中草药组成，有生津消渴、养阴滋肾、益气和中等功效，适用于多饮少食的上消证糖尿病患者。每次6克，每日3次，以温开水送服。需要注意的是，儿童患者在服用本药时，应咨询医生，酌情减少用药量。

♥ 了解降糖中成药（二）

　　（1）六味地黄丸：六味地黄丸有滋阴补肾、增加免疫力、降血脂、降血压、降血糖等作用，主要成分是熟地黄、山茱萸、山药、茯苓等，适用于肝肾阴虚的2型糖尿病患者，主治头晕耳鸣、腰膝酸软等症。每次6~9克，每日2次，口服。服用六味地黄丸时应注意，如果在服药期间患上感冒，则不宜在服用该药的同时服用感冒药；若服用该药1~2周后症状仍未好转，应前往医院就诊。

（2）明目地黄丸：明目地黄丸是在六味地黄丸的基础上又加入了几味中草药而制成的，如枸杞子、甘菊花等。具有滋养肾脏、养血明目等功效，对糖尿病视网膜病变患者有一定治疗效果。每次1丸，每日2次，口服。服用明目地黄丸糖尿病患者应忌食辛辣刺激性食物，以免影响药效。

❤ 了解降糖中成药（三）

（1）甘露消渴胶囊：甘露消渴胶囊主要是由熟地黄、生地黄、党参、麦冬、天冬、茯苓等中草药制成，具有滋阴补肾、益气生津等作用。甘露消渴胶囊有明显的降糖作用，适用于非胰岛素依赖型糖尿病患者。每次1.5克，每日3次，口服。

（2）降糖甲片：降糖甲片具有生津止渴、益气养阴等作用，主要成分包括生黄芪、太子参、生地黄、花粉等，适用于非胰岛素依赖型糖尿病患者。每次5片，每日3次，口服。

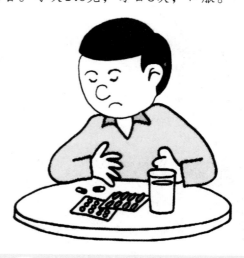

（3）石斛夜光丸：石斛夜光丸主要是由石斛、

人参、山药、茯苓、甘草、熟地黄、天冬、枳壳、黄连等中草药组成，具有滋阴补肾、清肝明目等作用，对糖尿病视网膜病变患者有一定治疗效果。每次1丸，每日2丸，口服。

❤ 降糖益气中草药

（1）人参：人参是多年生草本植物，有"百草之王"之美称，是驰名中外的名贵药材。研究发现，人参有明显的降血糖作用，可改善糖尿病患者乏力、口渴等症状，还能降低血糖及尿糖水平。而且人参对血糖代谢有双向调节作用，既可使高血糖降低，又可使低血糖升高。

（2）黄芪：黄芪又名黄耆，为豆科草本植物蒙古黄芪、膜荚黄芪的根。黄芪富含多种氨基酸及微量元素，有保肝、利尿、抗衰老、降低血压等多种作用。主要用于治疗气虚乏力、内热消渴、慢性肾炎、糖尿病等病症。

（3）白术：白术为菊科植物白术的干燥根茎，味苦、性温，有健脾益气、燥湿利水之功效。还具有抗氧化、抗衰老、降血糖等作用。

❤ 滋阴降糖中草药

（1）生地黄：生地黄为玄参科草本植物地黄的根，将地黄的根挖出来后，洗干净生用或干燥后再用，称为生地黄。生地黄味苦、性寒，有养阴生津的作用。生地黄含有地黄素、生物碱、维生素和氨基酸，有护肝、利尿、降低血糖等功效。

（2）玄参：中药中所指的玄参是双叶子植物玄参科玄参

的干燥根。它含有生物碱、油酸、亚麻酸及左旋天冬酰胺等成分，味苦、性微寒，有滋阴凉血、有效降低血压、血糖等功效，也是治疗糖尿病较常见的中草药。

（3）枸杞子：枸杞子为茄科植物，宁夏枸杞的果实，味甘、性平，具有滋补肝肾、益精明目等功效，常用来治疗肝肾阴亏、消渴、头晕、目眩等症。能调节血脂、降低血糖，食用方法十分方便，可入药，也可嚼服，做汤的时候也可以放入几粒。

❤ 清热解毒降糖中草药

（1）黄连：黄连为毛茛科植物黄连的干燥根茎，味苦、性寒，具有清热解毒的作用。黄连中含有黄连素成分，黄连素可通过抑制糖元异生而使血糖降低，能产生降糖作用。但患者在服用黄连时应注意，黄连乃大苦大寒之物，长时间过量服用会伤及脾胃，所以，脾胃虚寒的患者应慎用黄连。

（2）葛根：葛根为豆科植物野葛的干燥根，也是我国南方一些地区常食的一种蔬菜。葛根中含有多种黄酮类成分及葛根素，这几样物质都对高血压、高血脂、高血糖和心脑血管疾病有一定的治疗效果。而且，葛根中的葛根素有明显的降糖作用，治疗糖尿病效果显著。

（3）地骨皮：地骨皮为茄科植物枸杞的根皮，味甘、性寒，具有清热凉血等作用，并有显著的降压、降糖效果。

❤ 哪些患者适合中药治疗

西医治疗糖尿病一般效果比较明显，一旦用药，能迅速起效，但存在着不同程度的副作用及不良反应，这是许多糖尿病患者头痛的问题。为了将血糖控制在较为理想的水平，许多患者经常是大剂量使用西药，久而久之，便给身体带来了新的伤害。

中医虽然起效较慢，但效果稳定，不良反应较少，对身体损害小。对于那些西医也无法有效防治的并发症有很好的治疗效果。如糖尿病并发肾病、眼病及神经系统疾病的患者，就十分适合采用中医治疗。

还有一些轻度2型糖尿病患者，中医治疗配合严格的饮食控制和运动疗法，完全可以将血糖控制在较正常水平。这种情况下，可以在医生的指导下，慢慢停服西药，完全采用中医治疗来控制病情。

❤ 了解脆性糖尿病的治疗方法

脆性糖尿病是1型糖尿病中的特殊类型，也被称为不稳定型1型糖尿病。这类患者病情极不稳定，血糖波动较大，患者经常处于高血糖与低血糖交替发作之中，十分危险。

脆性糖尿病患者主要靠胰岛素强化治疗，但在治疗中应特别注意胰岛素注射的剂量。因为脆性糖尿病患者对胰岛素剂量的调节十分敏感。在平时注射剂量的基础上，若是增加1~2个单位，便会发生低血糖；若是减少1~2个单位，血糖又会明显升高。这样一来，血糖水平在一天之中有可能会大幅度地波动多次，对病情十分不利。

针对脆性糖尿病，现在最先进的治疗手段是将动态血糖仪和胰岛素泵结合起来的"双C"疗法。动态血糖仪可以获取糖尿病患者72小时内的连续血糖值，能准确反映患者全天的血糖波动；胰岛素泵能根据动态血糖仪提供的数据计算出最接近生理性胰岛素分泌的胰岛素输注，使血糖得到较平稳的控制。

❤ 治糖尿病不能信民间偏方

　　糖尿病的治疗很漫长，很多糖尿病患者坚持了一段时间后便无法继续下去，于是开始寻找所谓的民间偏方，自行服药治疗。其实，偏方上的用药很多都没经过临床实践，擅自服用很可能误服某些禁忌药物，从而引发严重的不良反应。

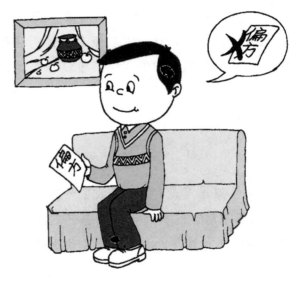

　　一旦患上糖尿病是需要终身服药的，所以像广告中所说的根治、根除是不可能做到的。而所谓的偏方也可能仅含有一些有降糖作用的药物，治疗效果并不如降糖药。胡乱听信传言、偏方会使血糖无法控制，而长时间血糖异常很可能引发各种并发症，加重糖尿病病情，甚至危及生命。

　　所以，糖尿病患者应在医生的指导下，按照制定好的治疗方案循序渐进地进行治疗，切勿相信街边小广告上所说的"祖传秘方"，以免延误病情。

♥ 降糖药并非越贵越好

　　有时候，有些糖尿病患者看到医生开的药物时会产生这样的疑惑：这么便宜的药真能治好糖尿病？不仅如此，很多时候，患者还会主动要求医生换成价格较高的降糖药物，好像降糖药越贵治疗效果越好。而事实上，降糖药的价格高低并不能代表该药物的药效好坏。

　　这么多口服降糖药之所以能在市面上存在，说明它在某一方面具有一定的优势及作用。也就是说，各种口服降糖药只有用的合适不合适之说，而没有绝对的好坏。每种药物都有它的长处和缺点，要全面评价一种药物，不能单从价格方面评断。比如说，降糖作用强的，引起低血糖的危险就大；不容易引起低血糖的，降糖作用就较弱或者较短。另外双弧类药物能够抑制食欲，这是它的"正作用"；但是如果这种药物所引起的食欲下降过于明显，以致到了恶心、呕吐的地步，这也就成了它的副作用。

　　所以，糖尿病患者应与医生多沟通，选择最合适的降糖药，而不能以价取药，轻率地认为"便宜没好货"。

♥ 药物失效应避免再用

　　药品都有有效期，药品失效不仅会失去治疗作用，有时还可能引发不良反应。所以，糖尿病患者在服用降糖药时也应注意药品的有效期。

　　糖尿病患者在服药前应先看一下药瓶(盒)上打印的有效期。有时药瓶上会打印有效期1年或几年的字样，这个时候就要根据该药的批号（生产日期）来判断是否过了有效期。

但药品的失效期也不是绝对的，有时即便是没到失效期，药品也不能再使用。糖尿病患者在使用时应注意，若发现药片（丸）有发霉、粘连、松散、花斑、潮解、糖衣片裂开或变色，水药出现絮状物、发浑、有怪味，注射液或溶解后的针剂如有变色、发浑、沉淀、出现絮状物等现象时应立即停止使用该药。

❤ 什么是"酮症酸中毒"

糖尿病有一种急性并发症叫做"酮症酸中毒"，是一种发展迅速、病情凶险的并发症，主要是因糖尿病患者体内胰岛素不足而引起酸性的酮体生成过多导致。

1型糖尿病患者需要终身注射胰岛素，在擅自停用胰岛素后，极有可能发生较为严重的酮症酸中毒。2型糖尿病患者只需服用降糖药控制人体血糖，但是在突然停用或少用降糖药后，也会发生酮症酸中毒。尤其是有严重感染或炎症的糖尿病患者，用药不当更容易发生酮症酸中毒。

当糖尿病患者身体处于应激状态时，体内酮体生成就会增多，最初表现为全身乏力、食欲减退、恶心、呕吐，严重时还会引起发热，甚至昏迷。因此，糖尿病患者如果感觉身体不适，除了不要擅自停用或少用降糖药物之外，还应立即去医院进行检查、治疗。

❤ 并非所有患者要服降糖药

生活中，在2型糖尿病患者中，约有20%的患者是不需要服用降糖药物进行治疗的。这类患者完全可以依靠饮食控制及运动疗法取得满意的治疗效果。

在2型糖尿病患者初诊时，医生如果发现其空腹血糖不到11.1毫摩／升，且餐后2小时血糖不到16.7毫摩／升的话，会告知患者，他的胰岛还有一定的功能，应先严格控制饮食、加强锻炼，1个月后再复查。

如果1个月后，这位患者的血糖有较为明显的下降，医生会建议患者继续饮食控制，并继续实施运动疗法，以观后效。但若患者复查时血糖控制不满意，医生会根据情况适当选用一些口服降糖药给患者服用。

但若是一开始患者的血糖就很高，比如说空腹血糖高于11.1毫摩／升，餐后2小时血糖高于16.7毫摩／升，医生就会马上对患者用药。所以说，并不是所有糖尿病患者都得靠药物治疗才能使血糖水平下降，应根据患者具体情况做出最合理的治疗方案。

❤ 不宜口服降糖药的患者有哪些

有些糖尿病患者不用口服降糖药便能控制好血糖，但有些患者必须用药却又不宜服用降糖药。这是怎么回事呢？

对1型糖尿病患者而言，口服降糖药是不宜单独使用的，而是要与胰岛素联合使用，如二甲双胍和拜糖平等。这是因为1型糖尿病患者的胰岛细胞几乎完全被破坏，胰岛素分泌功能几乎丧失，不能使口服降糖药发挥其原有作用。所以，1型糖尿病患者单独使用口服降糖药根本不能使血糖下降，必须用胰岛素替代治疗。

另外，妊娠期与哺乳期的糖尿病患者及肝肾功能不全的糖尿病患者，也不宜服用口服降糖药。口服降糖药可引起胎儿发育异常，还能通过乳汁影响婴儿的发育。因此，妊娠和哺乳期妇女应停用口服降糖药。肝肾功能不全者服用口服降糖药后可能发生药物积蓄中毒或发生低血糖症，还可进一步损伤肝肾功能，也应该慎用。

❤ 服用消渴丸应注意什么

消渴丸是治疗2型糖尿病的常用药，有滋肾养阴、益气生津之功效，主要用于气阴两虚型患者。消渴丸由葛根、地黄、黄芪、天花粉、玉米须、南五味子、山药、格列本脲等成分构成。单列出每种成分也都是治疗糖尿病的良药。

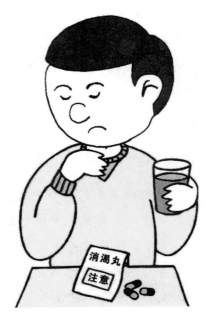

虽然消渴丸能有效控制血糖，且成分多以中药为主，但并不能称之为中药制剂。糖尿病患者若不了解这一点，而随意加大消渴丸服用剂量的话，很容易引发昏迷和低血糖反应。因为，10粒消渴丸便相当于1片优降糖，而优降糖有许多的副作用，最常见的便是低血糖。

肾功能不全、酮体阳性及患有肝炎的糖尿病患者尤其不能服用消渴丸。另外，老年轻型2型糖尿病患者最好也不要服用消渴丸，服用不当很容易发生低血糖反应，导致昏迷。还需要注意的是，因为消渴丸含有优降糖成分，可属于磺脲类药物，这类药物一般只对2型糖尿病患者有效，所以，1型糖尿病患者最好不要服用该药，以免增加肝肾的工作负担，加重病情。

二、服药降糖的重要细节

随着医学的发展，越来越多的降糖药物被研制出来。然而，面对种类纷繁的降糖药物，很多人都会眼花缭乱，不知道究竟该选择哪种。所以，本节为您介绍了各种常见药物的具体药性、用药方法和禁忌，帮助您找出最适合自己的降糖药物。

♥ 了解双胍类药物

临床应用的双胍类药物有苯乙双胍(降糖灵)和二甲双胍。但需要注意的是，糖尿病患者在服用苯乙双胍时易产生乳酸性酸中毒，而二甲双胍发生酸性酸中毒的概率较少。

双胍类药物能促进受体与胰岛素的结合，增强机体对胰岛素的敏感性；加强外周组织对葡萄糖的摄取；减少肝葡萄糖输出；减少肠道对葡萄糖的吸收。糖尿病患者在单独使用双胍类药物时，降糖作用虽然低于磺脲类降糖药，但这类药物单独使用时不会出现低血糖反应，还可降低总胆固醇，降低导致心血管并发症的危险因素，对预防心血管并发症有利。

2型糖尿病患者，特别是肥胖者，如果在饮食、运动疗法的基础上，血糖控制仍不理想，可选择双胍类药物；用磺脲类药物失效者，也可加用双胍类药物。1型糖尿病患者应用胰岛素治疗过程中，如果血糖波动较大，也可加用双胍类药物以利于稳定病情。

❤ 服用双胍类药物应注意不良反应

双胍类药物降糖效果较好，价格又比较便宜，且还能减轻体重，是肥胖糖尿病患者的首选药物。但这类药物还是有一些不良反应需要糖尿病患者注意的。最常见的不良反应便是降糖灵引起的乳酸性酸中毒。

老年人或者心、肝、肾、肺等重要脏器有病变的糖尿病患者，本身体内乳酸的生成就会增多，容易使乳酸在血中堆积，如果这种时候再服用大量的双胍类降糖药，尤其是降糖灵，就会大大增加糖尿病患者发生乳酸性酸中毒的危险。

除了会引起乳酸性酸中毒，双胍类药物还可使糖尿病患者出现食欲不振、恶心、呕吐等消化道不良反应。另外，长期大量地服用双胍类药物，还能加重肝肾功能的损害，对于已经出现了肝肾功能不正常的糖尿病患者，最好不服用此类药物。

在服用双胍类药物时，若糖尿病患者出现不良反应，应立刻停药。一般来讲，二甲双胍引起的不良反应比降糖灵要少得多，老年糖尿病患者应尽可能地选择二甲双胍，但应注意控制用药量。

❤ 什么是葡萄糖苷酶抑制药

α-葡萄糖苷酶抑制药在临床上常用拜糖平和伏格列波糖等。α-葡萄糖苷酶活性，能阻碍寡糖分解为单糖，延缓肠道对糖类的吸收，可明显降低餐后血糖，长期使用可降低空腹血糖水平。α－葡萄糖苷酶抑制药不会刺激胰岛素分泌，因此，单独使用时不会引起低血糖反应，2型糖尿病患者若餐后高血糖明显，最适合使用此药。

糖尿病患者在使用α－葡萄糖苷酶抑制药时需要注意，单服用α－葡萄糖苷酶抑制药不会发生低血糖反应，但α－葡萄糖苷酶抑制药和磺脲类或胰岛素合用时有可能会出现低血糖反应。如果出现低血糖反应，糖尿病患者应马上口服葡萄糖或静脉注射葡萄糖。

糖尿病患者应在医生的指导下正确服用α－葡萄糖苷酶抑制药，先从小剂量开始服用，再根据餐后血糖水平逐渐增加用药量。α－葡萄糖苷酶抑制药必须与第一口饭同时嚼碎服下，有严重肝、肾功能障碍的糖尿病患者最好不用此药。

❤ 磺酰脲类降糖药如何服用

一般来讲，选择药物应从药物的药效、副作用及价格等方面全面考虑，磺酰脲类降糖药也不例外。目前国内外较常用的磺酰脲类降糖药有优降糖、美吡达、达美康及甲苯磺丁脲。其中，优降糖的降糖效果最佳，可作为2型糖尿病的首选药物，但由于优降糖可引起致命性低血糖症，所以老年糖尿病患者必

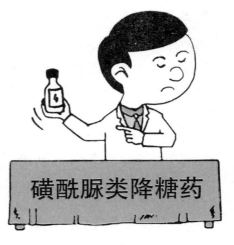

磺酰脲类降糖药

须慎用。

美吡达口服吸收迅速，降血糖作用快，同时有降低胆固醇和三酰甘油的作用，还能增加纤维蛋白溶解活性，从而有利于减少血管并发症。达美康可降低血小板的过度黏附性和聚集性，对减轻和阻止糖尿病微血管并发症有益，且有抗脂肪分解作用，因此适宜老年糖尿病患者。而在价格方面，优降糖、甲苯磺丁脲比较便宜，适合年轻、中度且经济不富裕的糖尿病患者服用。

另外，在使用磺脲类药物时应注意，不能同时服用两种磺脲类药物，这样不但不会增加药效，还有可能产生副作用而加重病情。

♥ 磺酰脲类药物继发性失效怎么办

想要合理、快速地解决磺脲类药物继发性失效的问题，一般可采用加服其他类降糖药物的方法，如加用双胍类降糖药或加服拜糖平。

当磺酰脲类药物继发性失效时，增服双胍类降糖药是首选的方法。如果采取磺酰脲类药加双胍类药治疗时糖尿病患者出现低血糖反应，患者应首先减少磺酰脲类药剂量，双胍类药剂量保持不变。另外，若磺酰脲类药物继发性失效时，也可采用加服拜糖平的方法。拜糖平也叫阿卡波糖，它可延缓糖的吸收，减少餐后高血糖。值得注意的是，若磺脲类药加拜糖平治疗时也发生低血糖反应时，患者应立即静脉注射葡萄糖，因为这种情况下口服糖经常无效。

除了采用加服其他类药物的方法外，糖尿病患者也可停用磺脲药改用胰岛素治疗，以此方法来解决磺脲类药物继发性失效的情况。糖尿病患者可等到病情稳定好转后再改用磺脲类降糖药，这时候便可重新获得疗效。

❤ 磺酰脲类药物应防低血糖

磺脲类药物降糖效果颇佳，但它的一些不良反应也应引起糖尿病患者的重视。磺脲类药物最常见的不良反应是低血糖。因磺脲类药物作用机制主要是直接刺激胰岛B细胞分泌胰岛素，从而使血胰岛素浓度增高，若糖尿病患者用药剂量过大、老年体弱、体力活动过多、不规则进食、饮酒或饮用含酒精的饮料后，均可引起低血糖反应。

另外，磺酰脲类药物在与其他药物合用时，也可增加低血糖反应的发生率。如磺酰脲类药物在与阿司匹林、单胺氧化酶抑制药合用时，常使糖尿病患者感觉饥饿、心悸、手抖、多汗等低血糖症状。轻微的低血糖反应可自行缓解，但如果低血糖反应严重时必须马上进食或输入葡萄糖。

低血糖反应常可诱发冠心病患者的心绞痛或心肌梗死，脑血管意外及反复发作或持久性低血糖，可造成中枢神经系统不可逆性损害，甚至导致昏迷或死亡。所以，糖尿病患者在服用磺脲类药物时，应特别注意低血糖反应，一旦发作应立即补充糖分，严重时应马上送往医院进行救治。

❤ 了解磺酰脲类药物的不良反应

除了能引起低血糖反应，磺酰脲类药物还有一些不良反应也应引起糖尿病患者的注意。如该药物对体重的影响、对消化道反应的影响及对皮肤和神经系统的影响等。

　　磺酰脲类药物可使糖尿病患者体重增加，而且体重越重，患者对磺酰脲类药物的需要量也就越大，最终使磺酰脲类药物继发性失效，患者不得不采用胰岛素治疗。长期服用磺酰脲类药物还可引起腹部不适、恶心、食欲减退、腹泻等症状，但一般症状较轻，停药后可自行恢复。

　　另外，糖尿病患者在服用磺酰脲类药物时偶有皮疹、荨麻疹及皮肤瘙痒等不良反应发生，因此，患有皮肤病的患者在服用该药时应注意。部分磺脲类药物患者服用量较大后可产生头痛、头晕、视物模糊、四肢震颤等神经系统反应，在减药或停服药物后症状可自行消失。

❤ 什么是磺酰脲类药物原（继）发性失效

　　磺酰脲类药物原发性失效是指糖尿病患者在严格的饮食控制和适量运动治疗的作用下，服用足够的磺酰脲类药物却仍达不到良好的降糖效果。一般来说，在适合使用磺酰脲类降血糖药物治疗的患者中，只有约1／5的患者是无效的，但在加用双胍类、α-葡萄糖苷酶抑制药或胰岛素等治疗后皆可达到良好的血糖控制疗效。

　　而磺酰脲类继发性失效大部分并不是真正的失效，很多时候都是因为糖尿病患者突然更换磺酰脲类降糖药品种而引起的。虽然磺酰脲类降糖药共同的作用机制是刺激胰岛B细胞分泌胰岛素，但每一种磺酰脲类药物作用的方式、起效的速度、降糖作用强度、药物半衰期、代谢产物有无降糖作用、代谢产物排泄的速度与途径、降糖作用持续的时间等多方面都存在差异，所以降糖效果也不同。如果患者把作用力较强换成作用弱的磺脲类药，却获得了更好的效果，这可能是患者对这种药较为敏感。

♥ 预防并发症可服肠溶阿司匹林

肠溶阿司匹林是解热镇痛及非甾体抗炎镇痛药，可抑制环氧化酶，纠正血小板功能，能保护血管内皮，有效预防血管并发症。临床研究发现，糖尿病患者每天服用小剂量的肠溶阿司匹林后，可明显降低糖尿病患者心脑血管并发症的发生率，并能减少视网膜病变，预防白内障形成。

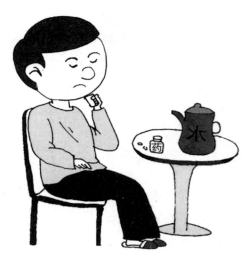

有专家认为，糖尿病几乎等同于心血管病，若糖尿病患者有冠心病家族史、脑卒中或短暂性脑缺血发作史、血脂异常等情况，应及早开始进行肠溶阿司匹林治疗。

但肠溶阿司匹林可引起胃肠道不良反应，有胃出血倾向或胃肠道疾病的患者应慎重用药。另外有以下情况的糖尿病患者应禁用肠溶阿司匹林。首先，对肠溶阿司匹林过敏的患者，应禁用该药。其次，若使用该药的糖尿病患者年龄在21岁以下，可能会引发雷诺综合征，这是一种较罕见的儿童疾病，因此，21岁以下的患者最好不要使用肠溶阿司匹林。

❤ **非诺贝特对糖尿病的作用**

非诺贝特是一种降血脂药物，最新研究发现，它除了有助于降低胆固醇外，还能延缓或避免2型糖尿病患者视网膜病变并发症的发生。

糖尿病患者因小血管管壁增厚，渗透性增大，使小血管变形引发的视力问题，被称之为糖尿病视网膜病变。当糖尿病患者发生视网膜病变时，只能采取激光切除损坏的小血管这一途径进行治疗。而且激光治疗后，患者的视野会变得狭隘，且容易复发，生活受到严重影响。

相关专家对非诺贝特进行研究后发现，非诺贝特能将糖尿病患者发生视网膜病变的可能性降低30%左右。所以，专家建议，一旦诊断出糖尿病，就应尽早让患者服用非诺贝特，降低患者发生视网膜病变的可能性。

❤ **补钙也能降血糖**

钙是一种微量元素，像动物的骨骼、蛤壳、蛋壳中都含有钙，钙也存在于人体的血浆和骨骼中，能调节心脏和神经系统的活动，使肌肉维持一定的紧张度，维持脑组织的正常功能。另外，钙还是血液凝固的必需物质。

糖尿病患者因长期尿钙，导致缺钙，可引起继发性骨质疏松症。糖尿病患者由于缺少胰岛素，呈高血糖状态，含糖尿液排出时，钙、磷亦由尿中流失。肾脏在丢失钙、磷的同时，骨皮质中含有的镁也同时丢失，呈低镁状态，在糖代谢改善后，无机盐代谢可恢复正常。糖尿病患者经胰岛素治疗后，尿钙可恢复至正常范围。

补钙有助于改善糖尿病患者的骨质疏松症，能降低患者动脉粥样硬化的发展速度。一般情况下，成人每日钙的需求量为0.6~0.8克，糖尿病患者可以从含钙较多的食物中补充，如虾皮、海带、干酪、牛奶、蛋黄、豆腐等。

❤ 锌和胰岛素

锌是人体物质代谢中很多酶的组成部分和活化剂，分布于人体一切器官和血液中，以骨骼、皮肤和眼球中的含量为最多。锌可参与人体核酸和蛋白质的合成，与糖、维生素A的代谢及胰腺、性腺、垂体、消化系统和皮肤的正常功能有密切关系。

锌能直接参与胰岛素的合成、贮存和释放，与糖代谢有十分密切的关系。锌可促进胰岛素原转变为胰岛素，使胰岛素与其受体的结合，延长胰岛素的作用。糖尿病患者一旦缺锌，可引起胰岛素颗粒的减少、分泌障碍，使人体组织对胰岛素作用产生抵抗，并使糖耐量减低。

所以，糖尿病患者应预防锌缺乏，在平时应多补充锌元素，日常生活中，含锌丰富的食物有猪肝、鱼、紫菜、豆类、花生等。

❤ 补镁能防治糖尿病并发症

镁是人体内重要的元素之一，能参与调节热能代谢和多种酶促反应。在糖代谢过程中，镁可促进糖的氧化磷酸化和糖酵解，同时可加强细胞膜上糖的运转，增加细胞对糖的利用。

糖尿病是导致人体缺镁与低镁血症的重要诱因。因为糖尿病患者高血糖的渗透性利尿作用导致镁从尿中大量流失，使得大量葡萄糖渗入原尿，与镁相互竞争的同时抑制了肾小管对镁的重吸收。另外，糖尿病患者外源性胰岛素的应用，使尿镁排出增多及肌肉摄取增加，也是导致糖尿病患者缺镁的重要因素。

不管是1型还是2型糖尿病患者，都存在低镁血症，并且短期的血糖控制是不能恢复正常血清镁水平的。当糖尿病患者发生酮症酸中毒时，镁、钾离子会从细胞中逸出，血钾和血镁会同时升高或均正常，一旦患者补充液体和胰岛素治疗后，镁浓度便会急速下降，导致低镁血症。

当糖尿病患者体内缺镁时，很容易发生高血压和动脉硬化，引发各种并发症，并加重视网膜病变。所以，糖尿病患者应适当补镁，可以帮助预防和治疗糖尿病合并高血压和动脉粥样硬化等慢性并发症。

❤ 补铬有降血糖作用

铬是人体不可缺少的一种微量元素，它可以通过调节胰岛素来维护正常的葡萄糖耐量，还能参与脂肪代谢，与降低血胆固醇有密切关系。铬可帮助糖代谢，当人体内铬缺乏时，会直接影响到胰腺的功能及胰岛素的生物活性，使血脂含量升高，最终可导致动脉硬化。

因为铬对蛋白质的代谢也有一定影响，所以，多数糖尿病患者均有血清铬降低并出现尿铬增加的症状。糖尿病患者一旦缺铬，会使葡萄糖耐量减低，导致葡萄糖热能不能被充分利用，使得游离脂肪酸浓度升高。铬缺乏还会引起神经病变或血管病变，增加并发症的发生率。

所以，每一位糖尿病患者都应补充铬，且应采取以食补为主的补铬方式。日常生活中含铬较多的食物有精面粉、麦(麦麸)、牛肉、猪肉、蔬菜、坚果、牛奶、淡水鱼类、蛋黄等，这些食物糖尿病患者应常食。

❤ 什么是胰岛素

很多糖尿病患者将胰岛素看得过于神秘，一听到医生说你需要使用胰岛素治疗，便以为自己的病情已经恶化到不可控制的地步。其实，胰岛素治疗并没有大家想象得那么可怕，糖尿病患者应正确看待胰岛素。

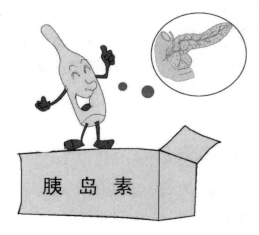

首先，糖尿病患者需要了解的是，胰岛素并不是用了就不能停。当糖尿病患者的血糖很高或者是出现急性并发症时，是必须使用胰岛素降糖的。当血糖慢慢平稳后，完全可以停用胰岛素，改由药物治疗。当然，合理的饮食控制及适量的运动，在治疗过程中也是必不可少的。

其次，使用胰岛素并不意味着病情恶化。有时，糖尿病患者的病程太长或者随着年龄的增长，身体胰岛素的分泌功能会有所衰退，这个时候就需要注射胰岛素，补充体内胰岛素的不足，帮助降低血糖。

❤ 胰岛素和保存方法

很多糖尿病患者需要使用胰岛素进行治疗，一般患者基本都是每日饭前20分钟左右注射，这样一来，患者根本不可能一次次往医院跑。于是，很多患者都会买回胰岛素放在家里，然后自己注射。但很多患者发现，自己保存的胰岛素不知道为什么总是失效，使得血糖无法得到有效控制。

这多是因为胰岛素保存不当造成的。那么，怎样保存胰岛素才是正确的呢？

首先胰岛素放置时，应避免高温及阳光直照。胰岛素应保存在2~8℃的冰箱内，在冰箱里可保存1个月，超过1个月的胰岛素在使用前应判定是否失效。胰岛素应放在冰箱内的冷藏室内，切忌放入冰冻层，若不小心放错了位置，导致胰岛素结冰，则不可再使用。患者在注射胰岛素前应先将胰岛素在室温下放置20分钟左右再注射，出外旅行时，患者应随身携带胰岛素。

❤ 常见的胰岛素用法

胰岛素是由胰岛B细胞受刺激而分泌的一种蛋白质激素，也是机体内唯一降低血糖的激素，能促进糖原、脂肪、蛋白质合成。糖尿病患者体内胰岛素经常分泌不足，导致血内糖分增多，引发高血糖。服用降糖药达不到良好治疗效果的糖尿病患者，常会选择注射胰岛素。

　　胰岛素可分为短效、中效、长效。短效胰岛素一般于三餐前或早、晚餐前皮下注射。一般情况下，短效胰岛素多和中效或长效胰岛素配合使用，以达到较好的治疗效果。中效胰岛素一般用于病情较轻的糖尿病患者，睡前或早餐前可注射1次。单独使用长效胰岛素效果不佳时，必须与短效胰岛素联合使用，病情较重者可中效或长效胰岛素与短效胰岛素混合使用，于早餐或早、晚餐前皮下注射。

　　需要注意的是，糖尿病患者若发生酮中毒，可使用短效胰岛素做静脉注射，但中效或长效胰岛素不能用做静脉注射。

❤ 胰岛功能受损的用药方法

　　糖尿病患者在经过一段时间的胰岛素治疗后，胰岛B细胞得到休整，胰岛功能有所恢复，这个时候，可以根据胰岛B细胞损伤程度分为以下三型，进行具体治疗。

　　餐后高血糖型，可称之为轻型。这类患者胰岛B细胞尚有一定的功能，最基础的胰岛素分泌大致正常，空腹及夜间血糖可控制在正常水平，但餐后胰岛素分泌不足，经常表现为餐后高血糖。这种情况下，糖尿病患者可在三餐前使用胰岛素，每日总用量应少于30单位。

　　糖尿病患者早餐后高血糖型，可称之为中型。这类患者胰岛B细胞损害重于轻型，最基础的胰岛素分泌大致正常，空腹血糖也较正常，但追加胰岛素分泌不足，常常是早餐后高血糖，而且难以控制。这种情况下，糖尿病患者应在早餐前增加胰岛素的使用量，每日胰岛素总用量应少于50单位，早餐前最多，晚餐前次之，午餐前最少。

晚餐后高血糖型，可称之为重型。这类患者胰岛 β 细胞功能基本缺失，自身胰岛素分泌很少或基本上没有。空腹、餐后及夜间血糖均高。这种情况下，糖尿病患者全天的胰岛素总用量应大于50单位，而且夜间也需要使用胰岛素，可将全天总用量分配成4份，除三餐前注射胰岛素之外，在临睡前再追加一次胰岛素。

❤ 儿童糖尿病患者能用胰岛素吗

现在，常见的胰岛素产品有数十种，可分为短效、中效和长效三类。一般是将猪或牛胰岛中提取的胰岛素，改造为人胰岛素。胰岛素治疗不光局限于中老年糖尿病患者，在治疗儿童糖尿病时，胰岛素也至关重要。

儿童糖尿病患者每天的胰岛素需要量为0.4~1.0单位/千克，在治疗初始，第一天注射胰岛素时，最好将胰岛素剂量控制在0.5单位/千克左右。将全天用量平均分配，分别于三餐前及临睡前约20分钟时注射。

若儿童糖尿病患者在使用胰岛素治疗后病情已经稳定一段时间，血糖突然出现波动时，应先从患者的饮食、情绪及有无感染等多方面寻找原因，排除以上因素后再考虑调整胰岛素的治疗方案。

❤ 正确注射胰岛素的方法

注射胰岛素的准备工作做好后，接下来糖尿病患者要做的是选择好要注射的部位，并进行消毒。一般情况下，胰岛素要皮下注射医生经常选择的最佳部位有：前臂外侧、三角肌处、大腿前部及外侧、腹部及臀部。

在不同部位注射胰岛素，药物吸收快慢也不同，以腹部吸收得最快，其次是臂部，然后是大腿和臀部。所以，糖尿病患者应根据自身具体情况选择合适的注射部位。另外，注射部位要经常更换，患者不应在短时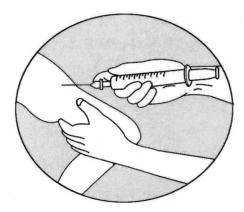间内在同一部位进行多次注射。糖尿病患者可选择在多个部位循环转换注射，以防止同一部位多次注射后，局部皮下组织吸收能力减低，导致胰岛素不能完全吸收。选择好注射部位后，糖尿病患者应先用碘酒后用酒精对该部位进行消毒。

消毒完毕后，患者可用左手拇指和食指将皮肤夹住轻轻提起，将抽好胰岛素的注射器针尖与皮肤成90度角注入，消瘦者可将针尖与皮肤成45度角注入，试抽一下如无回血，便将胰岛素注入。注射完毕后，患者应用消毒棉球压迫注射处，快速拔出针头。

❤ 注射胰岛素应做好哪些准备工作

有些糖尿病患者需要长期注射胰岛素，但每次都往医院跑，让不少患者感觉既浪费时间又得挂号排队，十分麻烦。其实，糖尿病患者只要学会正确的注射方法，便可以自己在家注射胰岛素。

　　首先，糖尿病患者应做好注射胰岛素的准备。先用酒精消毒胰岛素瓶盖，再向胰岛素瓶内注入略大于所抽取胰岛素量的气体，以便准确抽取胰岛素。如果糖尿病患者注射的是混合胰岛素，应在注入空气后，先准确地抽取短效胰岛素的用量，再一次性地准确抽取所需剂量的中效胰岛素或长效胰岛素。

　　抽好两种胰岛素后，从中、长效胰岛素瓶中把针抽出来，再抽一点空气形成小气泡，然后将注射器上下翻动，把胰岛素混匀。胰岛素混合好后，患者将注射针头向上直立，轻轻推动注射器，将注射器中的空气排出。此时需要注意的是，有一些很小的气泡并不会对人体造成伤害，不要因为排空气而把胰岛素排出来。

❤ 注射胰岛素时间有讲究

　　受个体差异等影响，每种胰岛素的作用高峰时间均有所不同。糖尿病患者可以在注射胰岛素之后的2小时、2.5小时、3小时、3.5小时及4小时时分别检测一下血糖。了解每个时间点的血糖水平，找出血糖水平最低的时间，这个时间便是胰岛素作用最强的时间。

　　排除糖尿病患者的个体差异，一般情况下短效胰岛素的作用高峰时间是在注射后3~4小时。餐前血糖水平也是决定胰岛素使用时间的关键因素，如果餐前血糖较高，患者则应在饭前45分钟注射；若餐前血糖水平较低，患者最好在准备就餐时注射胰岛素。

　　对于到底何时才是胰岛素的最佳注射时间，相关专家提出了一些建议。建议中说，糖尿病患者应根据自己饭前45分钟血糖水平来使用胰岛素。当饭前45分钟血糖值＜5毫克／升，患者应在吃饭时注射胰岛素；当饭前45分钟血糖值在5～7毫克／升时，患者应在饭后注射胰岛素；当饭前45分钟血糖值在7～12毫克／升时，患者应在饭前15分钟注射胰岛素；当饭前45分钟血糖值为12～18毫克／升时，患者应在饭前30分钟注射胰岛素；当饭前45分钟血糖值＞18毫克／升时，患者应在饭前45分钟注射胰岛素。

❤ 节假期使用胰岛素的方法

春节期间走亲访友，糖尿病患者的饮食、运动及日常生活习惯都会发生较大改变。这些对于需要使用胰岛素治疗的糖尿病患者十分不利。胰岛素治疗要求十分精细、严格，稍有不当便无法达到预期的治疗效果，加重病情。

胰岛素一般应在患者用餐前注射，但春节期间很多患者因为忙碌或热闹，常常是吃完了饭，才发现忘了注射胰岛素。此时，糖尿病患者应及时补救。使用超短效胰岛素的患者，可以在餐后立即注射，一般对疗效不会有太大影响。

春节期间注射胰岛素还应注意胰岛素的用量。注射胰岛素要求剂量一定要准确，而春节期间，糖尿病患者忙乱间可能就会记错用量或量错剂量，导致注射失误。若是胰岛素注射过量，糖尿病患者就应提早做准备，处理好可能会发生的低血糖反应。若情况严重，应立即送往医院进行医治。

❤ 了解胰岛素增敏剂

胰岛素增敏剂适用于2型糖尿病的治疗。胰岛素增敏剂可持久地改善糖代谢，减轻胰岛β细胞负担，对胰岛β细胞分泌胰岛素功能起保护作用，还对多种组织有直接的效应，对组织器官也有一定的保护作用。

胰岛素增敏剂能通过降低胰岛素抵抗，增加肌肉和内脏脂肪组织对胰岛素的敏感性，继而促进血液中的葡萄糖进入细胞内，降低血液中的血糖。现在市面上已有的胰岛素增敏剂包括噻唑烷二酮、罗格列酮、噻格列酮、吡格列酮，其中噻唑烷二酮是最新研制开发的胰岛素增敏剂。这类药物能明显增强骨骼肌的葡萄糖氧化代谢，抑制肝脏的糖异生，增加靶细胞对胰岛素的敏感性，从而减轻胰岛素抵抗。

胰岛素增敏剂在治疗中可单独使用，也可以与其他降糖药联合应用。如与胰岛素、二甲双胍、磺脲类等药物联合应用，能提高降糖效果。糖尿病患者需要注意的是，胰岛素增敏剂在单独服用时，不会使患者发生低血糖反应，但与其他降糖药物联合使用时却有可能出现低血糖反应。

❤ 胰岛素也有抗药性

若糖尿病患者每日胰岛素的需要量超过200单位，并且历时48小时以上并没有发生糖尿病酮症酸中毒及其他内分泌病时，便有可能引起继发性糖尿病。我们称这一情况为胰岛素抗药性。

这种情况的发生，很可能是糖尿病患者使用胰岛素时间过

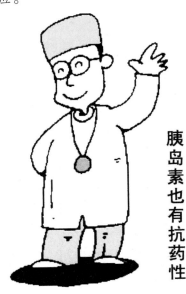

胰岛素也有抗药性

长，使血液中产生了胰岛素抗体，使注射入体内的胰岛素不能发挥正常的降糖作用所致。还有一部分患者是因为自身胰岛素受体不敏感，患者注射胰岛素后，胰岛素受体产生抗体而与胰岛素竞争结合发生抗药性。

糖尿病患者在使用胰岛素时，一旦发现发生抗药性，应立即更换胰岛素制剂，并且口服强的松。强的松具有抗过敏性，约75％的病人在使用强的松后，可在1～2周内见效，使胰岛素用量明显减少并获效。获效后可渐减量至5～10毫克，待胰岛素用量减至最小量时便停用强的松。

❤ 胰岛素和口服降糖药的区别

有些糖尿病患者始终不明白，到底胰岛素和降糖药有什么区别？什么时候该注射胰岛素，什么情况下又适合口服降糖药呢？下面就让我们一起来学习一下。

对于1型糖尿病患者，必须使用胰岛素才能稳定病情，控制血糖水平。但有些1型糖尿病患者对胰岛素并不敏感，这个时候，就需要加服双胍类降糖药，以提高胰岛素的敏感性，稳定病情。需要注意的是，磺脲类降糖药并不适合1型糖尿病患者，这类药物1型糖尿病患者应禁服。

2型糖尿病患者一般通过饮食控制、体育锻炼和口服降糖药来稳定病情。但若仍不能保持较正常的血糖水平，就需要加用胰岛素。2型糖尿病患者在使用胰岛素治疗时应注意，最好采用联合用药治疗的方案。即在原来足量口服降糖药的基础上，睡前注射1次中效胰岛素，这样多数患者的空腹血糖可迅速达到严格控制水平，又不至于发生低血糖。

❤ 胰岛素治疗的不良反应有哪些（一）

（1）低血糖反应：这是很多降糖药物都可能会引起的不良反应。糖尿病患者在服用降糖药或胰岛素用量过大时，就有可能发生低血糖。出现低血糖时，糖尿病患者会觉得饥饿、出汗、心悸、手抖、无力等。这些症状的轻重与患者血糖下降的速度有直接关系。

例如，患者服用速效胰岛素过量，使血糖降低过快，就会使交感神经兴奋，发生低血糖。有些糖尿病患者在服用长效胰岛素过量时，虽然血糖降低慢，但也会引发低血糖反应。多表现头痛、视物模糊、精神混乱等，中枢神经系统功能发生障碍。所以，糖尿病患者为避免在使用胰岛素后发生低血糖反应，可在注射胰岛素之后进食些含蛋白质较丰富的食品，这些食物在胃内停留的时间较长，转变成葡萄糖的速度比较缓慢。

（2）体重增加：有些糖尿病患者正是因为害怕注射胰岛素后出现低血糖反应，便自行增加了糖分的摄入。这样一来，确实可以预防低血糖的发生，却使糖尿病患者体重加速增加。所以，糖尿病患者在服药及注射胰岛素期间，应严格控制自己的饮食，适量增加体力活动，多进行体育运动，调整好胰岛素、饮食和运动三者之间的关系。

❤ 胰岛素治疗的不良反应有哪些（二）

（1）胰岛素性水肿：有些糖尿病患者在注射胰岛素早期会出现水肿现象，尤以年轻女性患者较常见，多发生在患者面部及四肢。有些长期血糖控制不理想的糖尿病患者，在应用胰岛素之后，虽然病情可迅速得到控制，但也会出现胰岛素性水肿。一般水肿持续4~6天，不需用药便会自行消退。

胰岛素性水肿的原因在医学上还不是很清楚，但有些专家认为，这可能跟糖尿病未控制前的失水失钠、葡萄糖减少等现象有关。因为，糖尿病患者在病情缓解后尿量恢复正常，失水失钠减少，相对发生水钠潴留，在使用胰岛素后，更促进了肾小管吸收钠，而增加了水钠潴留，最后发生水肿。

（2）皮下脂肪萎缩或增生：当糖尿病患者在同一部位多次注射胰岛素后，便会发生皮下脂肪萎缩或增生，表现为脂肪萎缩成凹陷性皮脂缺失或皮下脂肪纤维化增生。当皮下脂肪增生时，病人感到注射部位麻木，痛觉迟钝，因而更愿意采用该部位注射，久而久之便会形成恶性循环。脂肪纤维增生会影响胰岛素吸收，使胰岛素用量明显增加，产生胰岛素抵抗，对病情控制十分不利。所以，胰岛素注射时，患者应经常更换注射部位。

❤ 胰岛素治疗的不良反应有哪些（三）

（1）皮下结节：有些糖尿病患者在注射中性鱼精蛋白锌胰岛素或鱼精蛋白锌胰岛素初期，会在注射部位发现局部皮肤红肿，并有发热及皮下有小结节发生，这是因为以上两种胰岛素含有蛋白质等杂质所致，对人体无害。

（2）高胰岛素血症：肥胖2型糖尿病患者在使用胰岛素治疗时，如果胰岛素用量偏大，则容易发生高胰岛素血症。所以，这类糖尿病患者在使用胰岛素时要严格掌握用量及适应证，而且在使用胰岛素时，最好能与二甲双胍或拜糖平联合应用。

（3）变态反应：变态反应可分为局部变态反应和周身变态反应，只有个别患者才会出现。发生局部变态反应时，患者的注射部位及周围会出现荨麻疹、红斑及皮肤瘙痒；发生周身变态反应时，患者的注射部位可出现全身荨麻疹、血管神经性水肿、过敏性紫癜。

（4）视物模糊：胰岛素治疗过程中，如果血糖下降影响到晶状体及玻璃体内渗透压，就会使患者感觉视物模糊。但这种变化只是暂时性的，糖尿病患者血糖浓度恢复正常后便会消失。